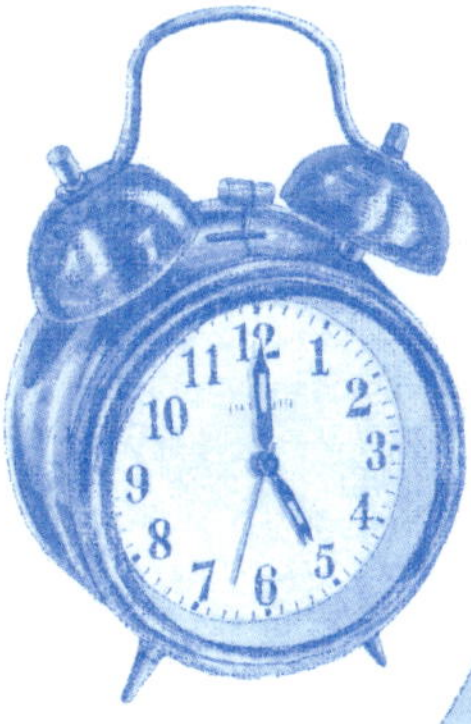

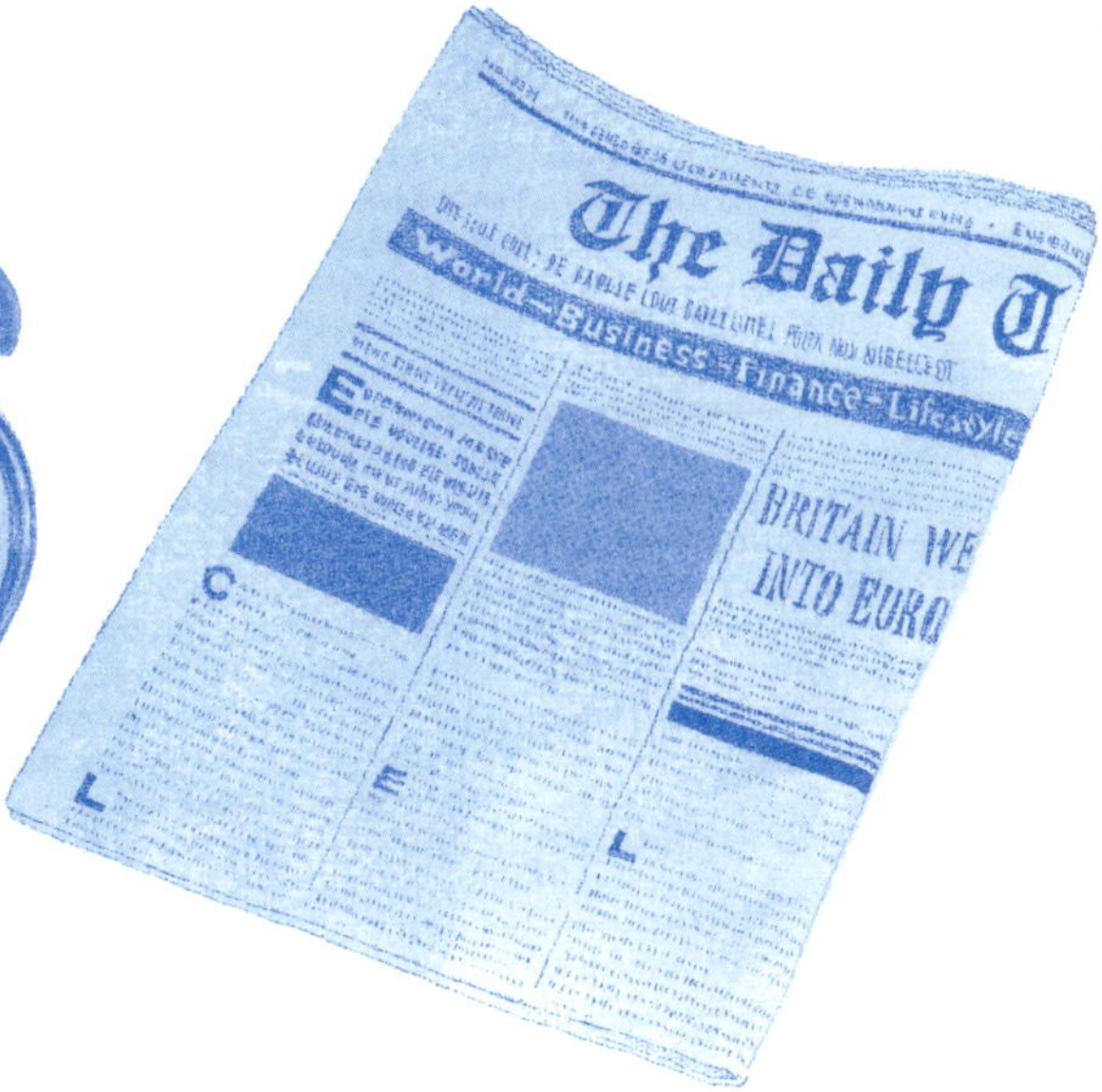

朝5時起きが習慣になる 5時間快眠法

坪田 聡
日本睡眠学会所属医師

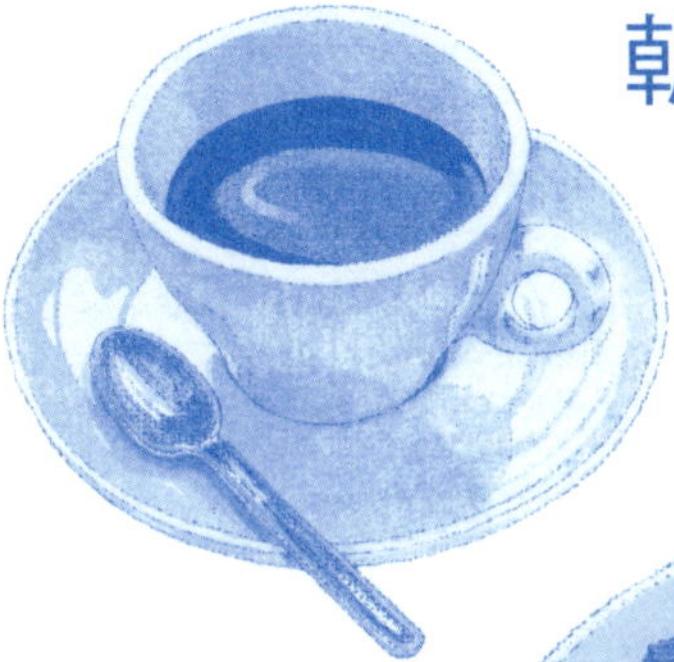

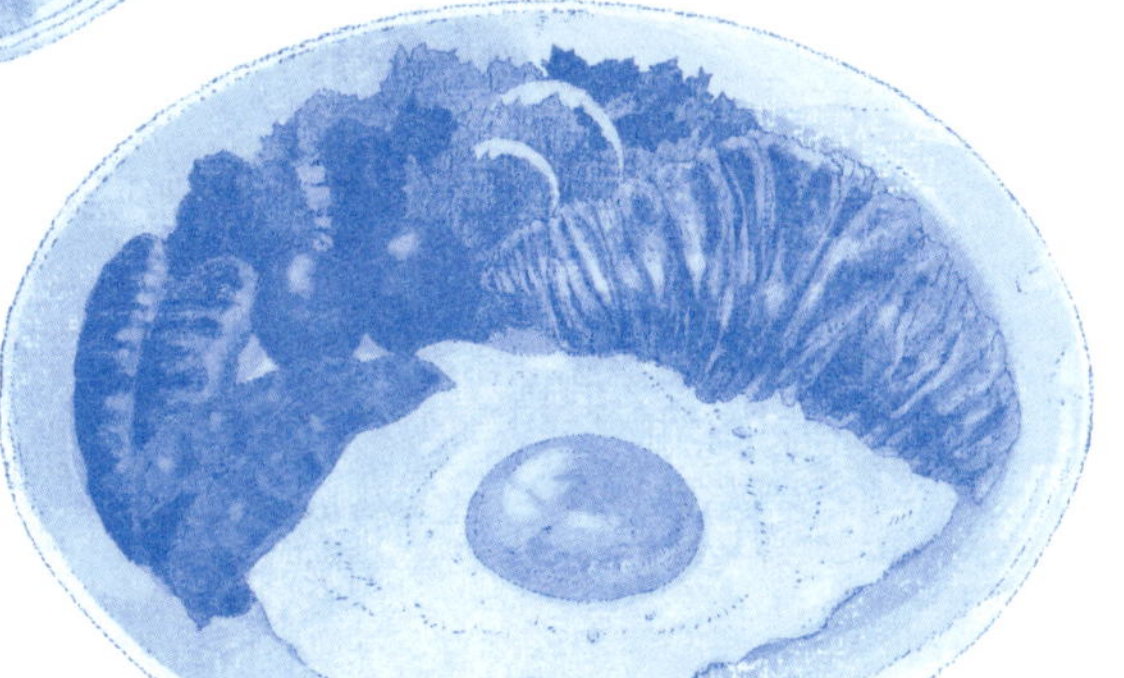

ダイヤモンド社

はじめに

こんな悩みや願望を抱えるあなたへ

↓寝ても疲れがとれない

↓とにかく朝に弱い

↓寝つきが悪い、夜中に目が覚める

↓睡眠時間が足りない

↓余裕のある毎日を過ごしたい

この本は、そのような悩みや願望を抱える人たちに向けて書いた。
本書のメソッドは、大きく2つに分かれる。

- **「5時間快眠法」のメソッド（STEP1〜3）**
- **「朝5時起き」が習慣になるメソッド（STEP4）**

5時間快眠法とは、**短時間睡眠でも脳と体が満足し、スッキリ目覚めて、日中のパフォーマンスも最大化できる眠り方**だ。できる限り睡眠の〝質〟を高め、これまで以上に、短く深く眠るコツを紹介する。

本書では、さらに、「朝5時起き」の技術にまで言及している。平均的な7時間前後の睡眠をとる人が、どう睡眠時間を削減していくか、医学的に正しい睡眠時間の削り方を、「朝5時起き」を事例に紹介する。

「5時間快眠法」によって、短時間で脳と体の疲れがとれるよう睡眠のクオリティを高めつつ、「朝5時起き」も習慣になる。

本書に掲載されている2つのメソッドと全体像

1

「5時間快眠法」のメソッド

短時間の睡眠でも
脳と体は満足し、
スッキリ目覚めて、
日中のパフォーマンスも
最大化できる眠り方
（本書のSTEP1～3）

2

「朝5時起き」が習慣になるメソッド

どう睡眠時間を
削減していくか、
医学的に正しい
睡眠時間の削り方を、
「朝5時起き」を事例に紹介
（本書のSTEP4）

短時間でも脳と体が満足できる睡眠の質を手に入れる

→

朝5時起きを目標に睡眠時間を削る

「5時間快眠法」と「朝5時起き」を実践すると、あなたの人生は大きく変わる。

「早朝10分の生産性は、夜の1時間に値する」など、「早起き」の効能は、誰もが知るところだろう。

しかし、これまでと同じ睡眠時間（7時間前後）で早起きを実践すると、早朝という貴重な時間を手にする代わりに、夜の時間を削ることになってしまう。

これでは、もったいなくないだろうか？　結局、24時間の使い方は変わらない。

また、無理に睡眠時間を削っても、日中に疲れが出たり、眠くなってしまっては意味がない。結局のところ、夜は帰って寝るだけの生活となってしまう。

どうせなら、朝の時間を有効に活用しながら、夜の時間もガッツリと楽しみたい。

「5時間快眠法×朝5時起き」なら、その両方を満喫できる。

いつもの一日に、2つの余裕が生まれるのだ。

たとえば、これまであなたが夜0時に寝て、朝7時に起きていたとしよう。すると、朝5時に起きるには、夜10時に寝なければいけなかった。

しかし、5時間で快眠できれば、これまでと同じ夜0時に寝ればいい。

生産性の高い早朝に仕事や勉強をしたり、健康的な朝食を食べて余裕のある朝を過ごし

「5時間快眠法×朝5時起き」が人生を変える

●「7時間睡眠」で朝5時起き

朝の時間を手にする代わりに夜の時間を削ることに。結局、一日に使える時間は変わらない。

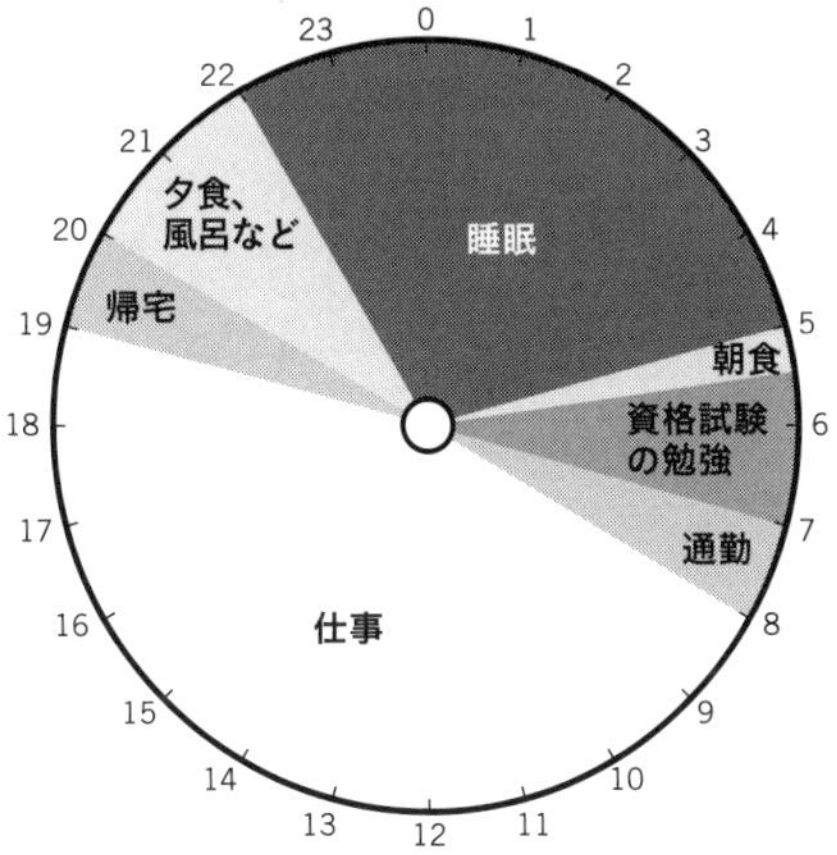

●「5時間快眠法」で朝5時起き

朝の時間を有効に使いながら、夜もこれまで通りに過ごせる。一日の使い方がガラッと変わる。

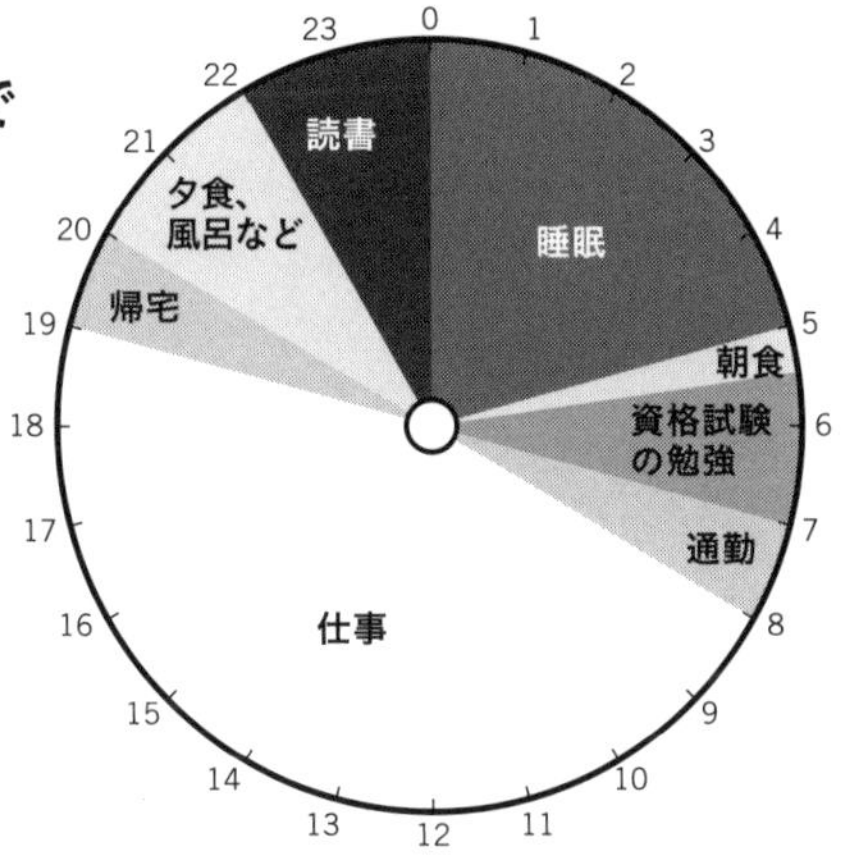

リフレッシュしたり、あるいは、健康のために朝のランニングを始めたり……それでも、夜の時間はこれまで通りに使える。

さらにいえば、有意義な朝を過ごすことで、夜の時間の使い方も変わる。朝の時間を有効に活用することで、いつもより早く帰宅ができ、家族との時間を多く過ごせるかもしれない。

また、朝の余裕が一日の心の余裕につながり、これまで何もする気がしなかった夜の時間を、趣味や友人との食事、読書や映画鑑賞などにもあてられる。それが心のリフレッシュにつながり、翌日も朝から元気いっぱいに活動できる――。

つまり、朝を変えれば一日が変わるのだ。

あなたは、**仕事や勉強のパフォーマンスを最大化できると同時に、プライベートも充実させられるようになる。**

そしてこの一日が積み重なれば、あなたの人生は大きく変わる。

あなたの人生を変える睡眠の技術が、この「5時間快眠法」と「朝5時起き」の技術なのだ。

↓ショートスリーパーになれば、早起きは習慣にできる

もしかするとあなたは、すでに睡眠時間を削ったことがあるかもしれない。だが、次のような理由で、断念してしまったのではないだろうか。

- **目覚めが悪くて、とてもじゃないが続かなかった**
- **日中、眠たくなってしまい、本末転倒の結果に終わってしまった**

しかし、安心してほしい。本書の「5時間快眠法」を習得すれば、**睡眠時間が短くなっても、朝がつらい、疲れが残る、日中眠くて生産性が悪いといったことは起こらない。**

短時間睡眠でも、目覚めよく、午前中から一日中高いパフォーマンスを発揮できる人を「ショートスリーパー」という。ナポレオン、エジソンなどもそうだった。

本書の「5時間快眠法」とは、このショートスリーパーになる技術を、医学的、生理学的に正しく伝えるものだ。

ただ単に睡眠時間を削ってよしとするのではなく、短い睡眠時間でも体の状態はよく、

余裕をもっていろいろなことに取り組めるようになることが本書の目的である。

ただ、「そうは言っても、自分はショートスリーパーになれるのか?」という疑問を持つ人もいるだろう。

心配はいらない。本書を活用すれば、健康やパフォーマンスに影響を及ぼすことなく、あなたもショートスリーパーになれる。

私は、20年間、睡眠専門医として多くの患者と向き合ってきた。その中で、日本人の9割は、ショートスリーパーになれると確信した。本書は、その方法を体系化したものである。

↓睡眠の濃さは「時間」では測れない

「睡眠とは時間の浪費にすぎない」

かの有名な発明王であり、ショートスリーパーでもあったエジソンが残した言葉だ。

もちろんすべての睡眠に費やす時間が無駄かといえば、そんなことはない。人は、睡眠なしでは生きられない。

しかし、いたずらに長いだけの睡眠に費やす時間の多くは「無駄」といえる。

そう断言するには、大きな理由がある。睡眠のよしあしは、「時間」だけでは測れないからだ。

睡眠は、「時間」×「質」のかけ算で決まる。

つまり、質が高ければ、時間を削っても問題はない。あなたが、長時間眠らなければいけないのは、「質」に問題があるからである。質が上がれば、**これまで7時間眠らなければ満足できなかった脳と体は、5時間でも満足できるようになる。**

たとえば、今のあなたが7時間眠らないと満足できない状態で、睡眠の質が50点だとする。

すると、今のあなたの「時間×質」で測れる睡眠の満足度は、「7時間×50点」で350となる。

では、あなたの睡眠の質を20点上げてみよう。すると、5時間の睡眠でも「5時間×70点」で、満足度は同じ350となる。

このように睡眠の「質」が上がれば、これまで7

「質」が上がれば「睡眠時間」は短くできる

今のあなた

睡眠7時間×質50点＝満足度350

睡眠の質を改善した場合

睡眠5時間×質70点＝満足度350

質が上がれば短時間でも同じ満足度を得られる

時間必要だった人でも、5時間前後の睡眠で満足できるようになるのだ。これが「5時間快眠法」の考え方だ。

↓ 4つのステップで「ショートスリーパー」になる

つまり、ショートスリーパーになりたいあなたが、まず見直すべきは睡眠の〝質〟である。本書のステップは、冒頭でお伝えした通り、大きく2つに分かれる。まずは、その「質」を高める方法を伝える。短い睡眠時間でも問題ない（むしろ、寝起きも日中もスッキリ、元気いっぱいになれる）睡眠の質を実現する「5時間快眠法」のメソッドだ。

「5時間快眠法」は、次の3つのステップから成り立っている。

STEP1 **「即寝・即起き」の技術で、睡眠効率を高める**

STEP2 **睡眠の「質」を上げ、脳と体を劇的に回復させる**

STEP3 **5つの「仮眠」で、一日中、疲れ知らずになる**

この3つのステップをこなすことで、短時間睡眠でも、疲れなく、余裕をもって過ごせるようになる。

そして次に、「朝5時起き」が習慣になる方法を紹介する。

STEP4 2か月で「朝5時起き」を習慣にする

ここでは、「医学的に正しい睡眠時間の削り方」に触れ、睡眠時間を5時間前後までコンパクトにする。現状、7時間前後の睡眠をとっている人が、どう睡眠時間を5時間前後にするか、その方法を紹介していく。

これら4つのステップを、具体的にどのように実現していくかについては、次の通りだ。

STEP 1 「即寝・即起き」の技術で、睡眠効率を高める

STEP1では、睡眠に費やす「無駄な時間」をできる限り削ぎ落としていく。無駄な時間とは、ふとんに入ってから眠るまで、そして起きてからふとんを出るまでの時間だ。まずは、実際に「眠るまで」と「起きてから」の無駄な時間を削っていこう。ここで紹介する「即寝・即起き」の技術を実践すれば、

- **ふとんに入って瞬時に眠れる**
- **自分が起きたい時刻に自然に目覚められる**
- **目覚めてすぐに活動できる**

といったことが実現可能となる。これにより、「睡眠に費やす時間」に対する「実際に眠っている時間の割合」、つまり睡眠効率を最大化できる。

また、即寝・即起きは、睡眠時間の削減だけでなく睡眠の質の向上にもつながる。これについては、本編で詳しく説明する。

STEP1の全体像

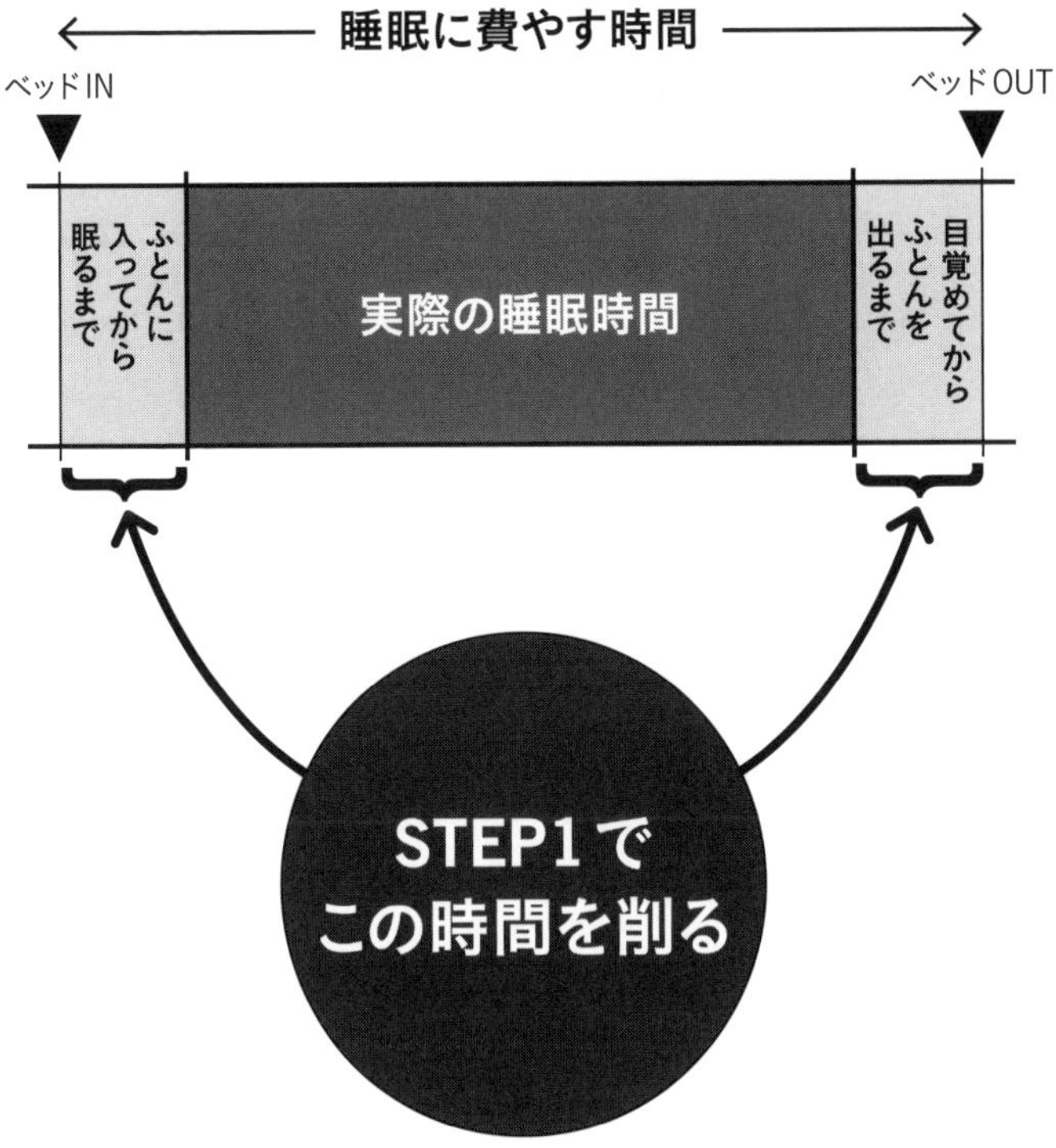

||

「即寝・即起き」の技術

STEP 2 睡眠の「質」を上げ、脳と体を劇的に回復させる

STEP2では、「実際に眠っている時間の質」を上げる。これまで7時間前後は眠らないと満足できなかった体が、5時間の睡眠で満足するには、実際に眠っている時間の「回復力」を高める必要がある。

これにより、短い睡眠時間でもスッキリ目覚めることができる。

ここで紹介する内容は、決して難しいものではない。

- **ぐっすり眠れる寝具の選び方**
- **面倒くさがりでも超熟睡できるサプリメント**
- **夏冬のエアコンのベスト設定**

など、すぐに取り入れられる効果の高いものを厳選した。

STEP2の全体像

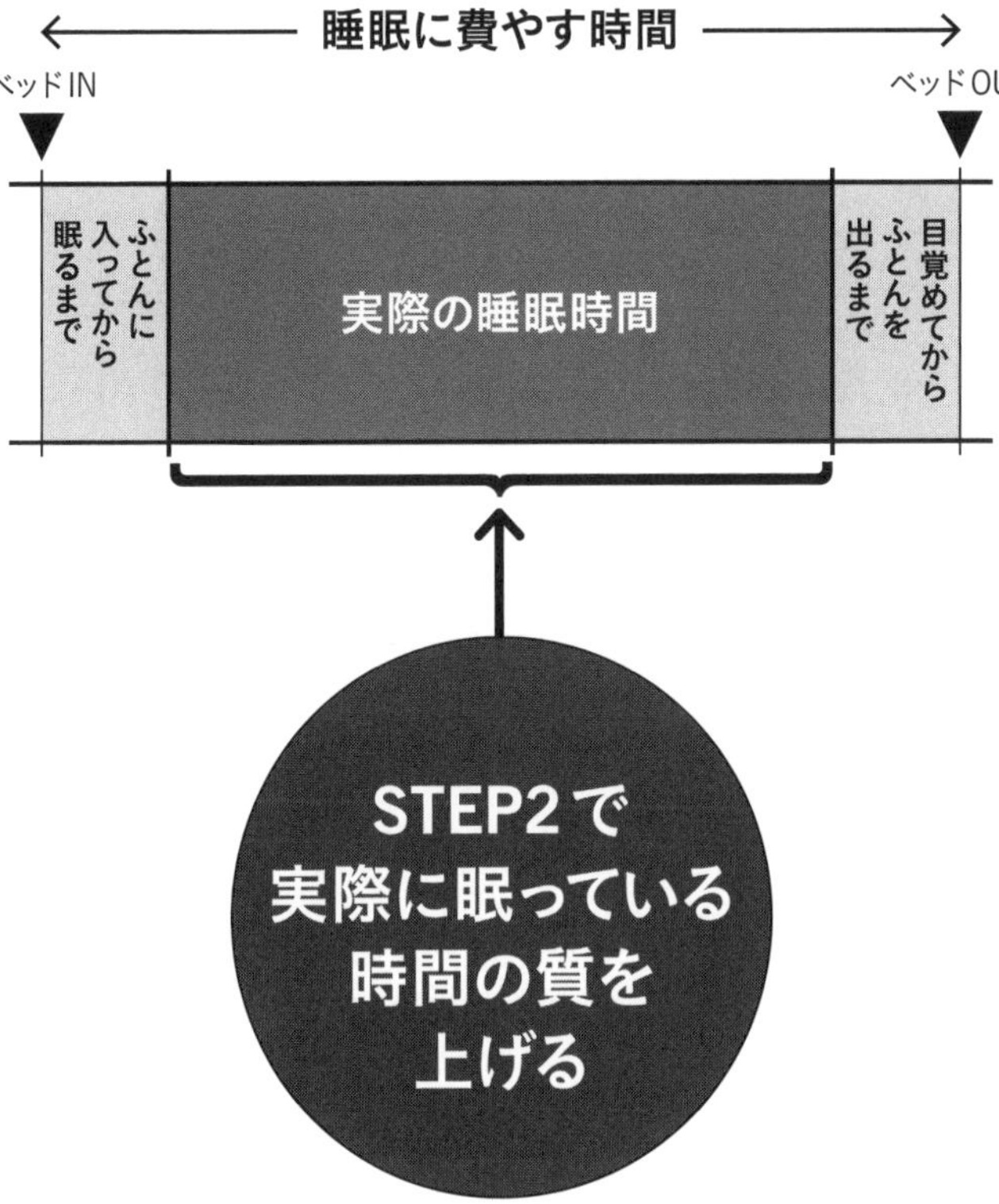
睡眠に費やす時間
ベッドIN
ベッドOUT
ふとんに入ってから眠るまで
実際の睡眠時間
目覚めてからふとんを出るまで
STEP2で実際に眠っている時間の質を上げる

STEP 3 5つの「仮眠」で、一日中、疲れ知らずになる

STEP3では、グーグルやアップルなど、世界的な企業でも注目されている「仮眠」について言及する。

ここでは、一日中、元気いっぱいに活動するための5つの仮眠法を紹介した。**数秒の仮眠**、**数分の仮眠**、**20分の仮眠**など、あなたの仕事やライフスタイルに合わせて実践できる。

また、仮眠の際のポイントも解説した。より効果的に仮眠をとる方法や、仮眠の後に実践したいツボ押しなども紹介している。

STEP 4 2か月で「朝5時起き」を習慣にする

ここまでの「5時間快眠法」のメソッドを活用すれば、あなたは短時間睡眠に耐えうる体質を手にしている。

最後のSTEP4では、いよいよ「朝5時起き」の習慣化に取り組む。

いつも7時間ほどの睡眠をとっている人が、睡眠時間を2時間削り、「朝5時起き」を実現するためのメソッドだ。

- **週にどれくらいの睡眠時間を削れるか**
- **無理なく睡眠時間を削れているかどうかの簡単な確認法**

など、これまでありそうでなかった、「医学的、生理学的に正しい睡眠時間の削り方」を紹介する。

ただ、睡眠時間を削り続けるのは簡単なことではない。どうしても、日々のモチベーションに左右されてしまうものだ。

そこでこの本では、**人間の「行動」に焦点を当てた科学的技術「コーチング」のメソッドも取り入れながら、あなたの睡眠時間削減をより確かなものにする。**

これら4つのステップを実践すれば、あなたはたった2か月で5時間の睡眠で満足できるショートスリーパーになれる。夜0時に寝ても、朝5時から元気に活動できるようになるのだ。

人が睡眠に費やす時間は、人生の3分の1といわれている。睡眠専門医として、あなたが必要以上に睡眠に時間をとられることなく、より充実した日々を手にしていただければ、何よりの喜びである。

日本睡眠学会所属医師／睡眠コーチ　坪田 聡

4つのステップで、朝5時起きのショートスリーパーに

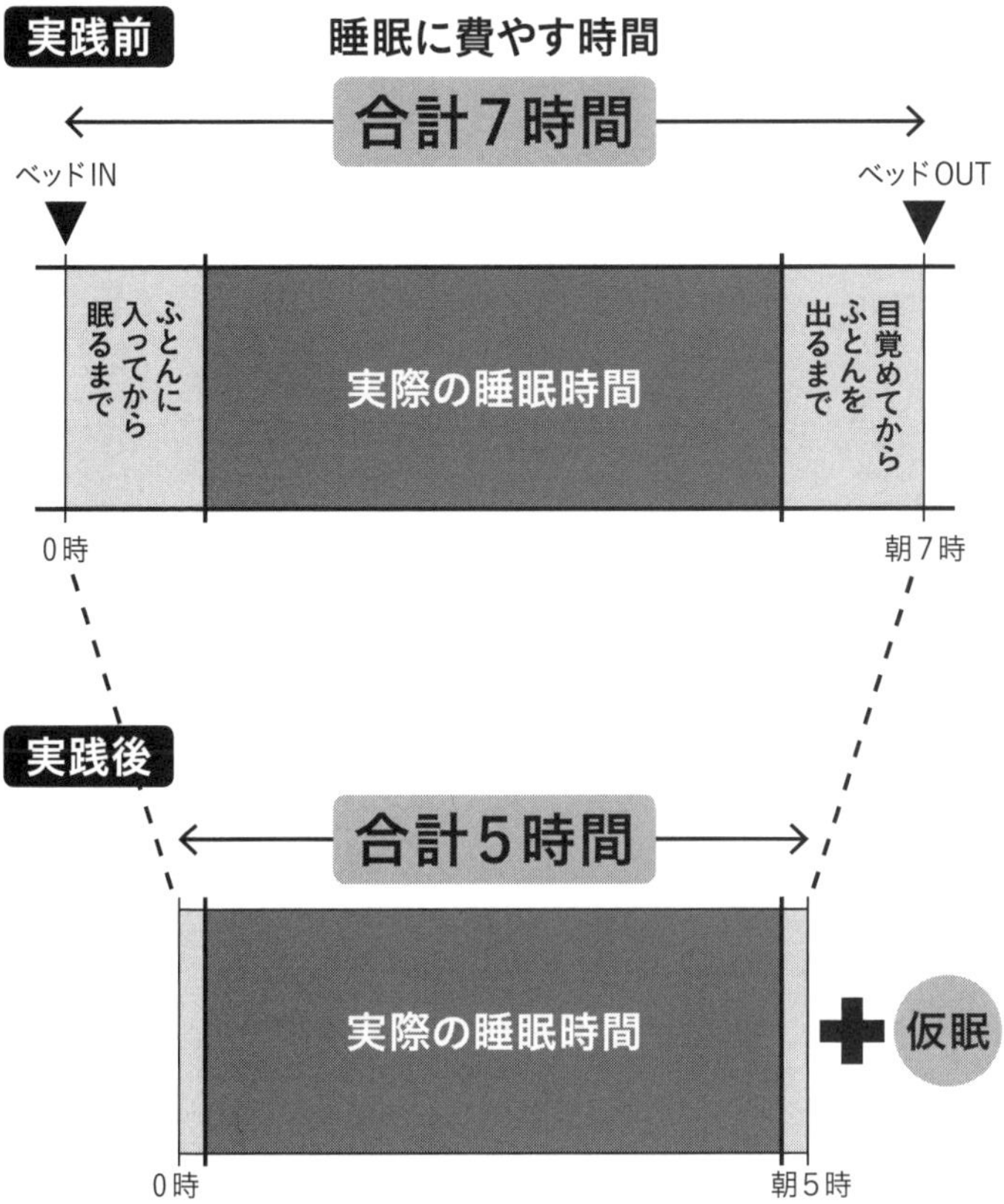

STEP 2

睡眠の「質」を上げ、脳と体を劇的に回復させる

STEP 3

5つの「仮眠」で、一日中、疲れ知らずになる

STEP 4

2か月で「朝5時起き」を習慣にする

PROLOGUE

人は本当に「睡眠時間」を削れるのか？

睡眠時間を圧縮し、余裕のある毎日を手にする

↓睡眠は、自己流では削れない

眠っている時間を「無駄だ」と感じたことはないだろうか。

人間の平均睡眠時間は8時間。一日24時間だから、3分の1を睡眠に費やしていることになる。仮に84歳で寿命を迎えるとすると、**一生のうち28年分は、睡眠時間**である。

たった一度きりの人生。28年を睡眠にとられるのはもったいなくないだろうか。

本書の「5時間快眠法」とは、そんな人生の多くを占める睡眠時間をできるだけ短縮し、**短時間睡眠でも、一日中疲れ知らずの体質を手にする方法**である。睡眠時間を、ショート

スリープと呼ばれる「5時間前後」に圧縮し、体も時間も余裕のある一日を過ごす。これが本書の目的だ。誰しも、そうなりたいと願ったことが一度はあるのではないか。

この本を読んでいる人の中には、実際に睡眠時間を減らしたことのある人もいるだろう。仕事が忙しいときに寝る時間を削って残業したり、早出をしたり、あるいは、早起きの習慣を身につけようと朝の読書会やサークル活動に参加した人もいるかもしれない。

しかし、どうだっただろう。

おそらく、体がだるくなってしまったり、結局は休日に寝だめをしてしまったりと失敗に終わったのではないか。

実は、やみくもに、**急に睡眠時間を減らしたところで、それを維持するのは難しい。**無理に体重を落としたダイエットのように、ほぼ100%、リバウンドがやってくる。気がつけば、毎日の疲れはたまる一方である。

無理な睡眠時間の削減は、日中の疲れや眠気、集中力の低下をもたらす。睡眠時間を削って夜中まで仕事を頑張っても、翌日にその反動が出てボーッと過ごしてしまっては、生産性という面ではあまり意味がない。

このように、睡眠時間の削減が自己流でうまくいかないのは、**睡眠が非常に複雑なものだからだ**。

たとえば、一日に与えられている時間は平等なのに、適切な睡眠時間が人それぞれ違うことに疑問を持つ人も多いだろう。

毎日4時間しか寝ていないのに平気な人もいれば、9時間は寝ないと体力が回復しない人もいる。この時点で、日中活動できる時間に5時間もの差がある。

さらにややこしいことに、長く睡眠時間をとっても、目が覚めると疲れが抜けておらず、ふとんから出るのが名残惜しく感じることも実に多い。

長く眠ったからといって、そのぶん体力が回復するわけではないことは、多くの人がうすうす勘づいているだろう。

このような複雑な「睡眠」と、私は、20年以上にわたって向き合ってきた。

- **いったい人間はどうしたら、快適な睡眠をとれるのか?**
- **睡眠時間は減らせるのか? 短時間睡眠で、より快適に過ごすことはできるのか?**

たどり着いたのが、本書のメソッドである。

本書のメソッドを使えば、ほとんどすべての人が、短時間の睡眠でも満足でき、目覚めはスッキリ、日中も快適に余裕をもって過ごせる。

日本人の9割は「ショートスリーパー」になれる

↓ショートスリーパーになれる人、なれない人

先ほど、本書のメソッドを使えば、ほとんどすべての人がショートスリーパーになりうることをお伝えした。

「ほとんどすべての人」がなれる、ということは、ショートスリーパーに「なれない」人もいるということだ。

残念ながら、日本人の1割ほどは、ショートスリーパーになるのが難しい。

世の中には、「誰でもショートスリーパーになれる」といったメソッドもあるが、それは違う、ということを睡眠専門医としてハッキリと伝えておきたい。

ショートスリーパーになれないのは、「ロングスリーパー」といわれるタイプの人である。

人間の睡眠タイプは、「ショートスリーパー」「ロングスリーパー」「バリアブルスリーパー」の3つに分けられる。

ショートスリーパーとは、睡眠時間が6時間未満でもアクティブに活動できる人のこと。日本人では5~8%がこのショートスリーパーだ。

ロングスリーパーは、睡眠時間が10時間を超える人のことを指す。日本人の割合は3~9%だ。アインシュタインもこのタイプで、毎日10時間以上眠っていた。このロングスリーパーが、ショートスリーパーになれる可能性は極めて低い。

そしてもうひとつが、バリアブルスリーパーと呼ばれるタイプだ。ショートスリーパーとロングスリーパーのちょうど中間に位置し、睡眠時間が6~10時間の人を指す。**日本人では、全体の80~90%がこのバリアブルスリーパーだ。**

バリアブルスリーパーは、睡眠時間を削ったり延ばしたりしやすい。ショートスリーパーにもロングスリーパーにも、どちらにも転びうる。白くも黒くもなる、変化しやすい

（＝variable）スリーパーという意味からこの名がついた。

あなたは、ショートスリーパーになれるか？

本書は、このバリアブルスリーパーがショートスリーパーになるためのメソッドを紹介したものだ。しかし、自分がバリアブルスリーパーかどうかを把握している人はおそらくいないだろう。

あなたが、6〜10時間の睡眠をとれば、日中、午後2〜4時以外は眠気もなく（午後2〜4時に眠くなるのは、体内時計的には自然）、問題なく活動できるようであれば、バリアブルスリーパーの可能性が高いといえる。

また、「6〜10時間寝ても、どうもすっきり目覚められず、日中も頻繁に眠気がくる」「10時間以上眠らないと、すっきりせず、眠気がとれない」という人でも、左のチェックリスト項目のどれかに当てはまる場合は、ロングスリーパーというよりも普段の睡眠の質が影響している可能性が高い。

たとえば、私の患者さんでも、「長時間眠らないと体力が回復しない」と思い込んでい

ショートスリーパーになれるかどうかのチェックリスト

10時間以上眠らなければ満足できない人でも、
下記のどれかに当てはまる場合は、
睡眠の「質」の悪さが原因の可能性が高い

- □ 寝つきが悪い
- □ 夜中に何度も目が覚める
- □ 眠りが浅いと感じている
- □ 休日は昼まで眠っている
- □ 就寝時刻や起床時刻がバラバラ
- □ 日中にベッドの上や寝室で過ごしている
- □ ストレスが強い
- □ 15時以降に居眠りする
- □ 夕食後にカフェインをとる
- □ 遅い時刻にたくさん食べる
- □ 眠る直前にパソコンやスマホ、テレビなどのディスプレイを見ている
- □ 寝酒を飲む
- □ 寝る前にたばこを吸う
- □ 部屋着のまま寝る
- □ 寝たときと目覚めたときの姿勢が同じ

た人が、実はショートスリーパーだった事例がある。

彼の場合、夜、ふとんに入っても1時間以上寝つけない、熟睡できていない、それゆえ、10時間眠っても疲れがとれない……そういった状況が長く続いていた。

しかし睡眠にかかわる習慣を改善し、思い切って睡眠時間を短くしたところ、かえって体調はよくなり、日中の疲れも軽減されたのだ。

これは決して珍しい事例ではない。長く眠っている人も、その睡眠の質を見てみると、ふとんに入っても1時間くらい入眠できていなかったり、眠りに入っても途中で何度も目が覚めていたりということは少なくない。

いたずらに睡眠時間が長いだけで、実はショートスリーパーのリズムのほうが合っている可能性もあるのだ。

なお、チェックリストのどれにも当てはまらず、昔から10時間以上眠らないと日中の活動に影響が出ていたような人は、残念ながらロングスリーパーの可能性が高い。また、睡眠の病気の可能性もあるので、１３４ページを参考に当てはまるものがないかを確認してみよう。

「短眠」＝「健康に悪い」という勘違い

↓睡眠時間は「練習」で短くできる

先ほど述べたように、日本人の8～9割はバリアブルスリーパーである。そしてバリアブルスリーパーは、「練習」次第でショートスリーパーになれる。

それを証明する、ひとつの実験結果がある。8時間前後の睡眠の人を対象に、睡眠時間を減らすことができるかどうかを調べたものだ。

実験は、6か月後に平均5時間睡眠まで減ったところで終了した。

興味深いのは、その1年後に、自由な生活を過ごしていた実験参加者を調べてみると、平均6時間睡眠を保っていたことだ。一度、短い睡眠時間に慣れてしまうと、それを長期にわたって維持できることが証明されたことになる。

↓睡眠時間が長くなればなるほど、寿命は縮む

しかし、そうは言っても、「本当にそんなに簡単に睡眠時間を削っていいのか？」と疑問を持つ人が大半であろう。

ハッキリ言うが、「問題ない」。**睡眠は長くとればいいわけではない。**それどころか、長く眠るほど寿命が縮むおそれもある。

1980年代、アメリカで興味深い研究が行われた。100万人以上を対象に、睡眠時間と寿命の関係が調べられたのだ。

結果は予想外のものだった。最も死亡率が低いのは一日あたり6・5～7・5時間の睡眠をとっている人で、**7・5時間以上の睡眠時間をとっている人はそれよりも死亡率が20％以上も高くなった**のだ。

研究を行ったカリフォルニア大学サンディエゴ校のダニエル・クリプケ博士は、「睡眠は食欲と似ている。欲望に任せてものを食べると、食べすぎて健康を害するように、睡眠

も、眠たいからといっていつまでも寝ていると、体によくない」と見解を示している。

日本でも、同じような実験結果が出ている。

北海道大学の玉腰暁子教授は、40〜79歳の男女約10万人を、10年間にわたって追跡調査した。対象者の平均睡眠時間は男性7・5時間、女性7・1時間で、死亡率が最も低かったのは、男女とも睡眠時間が7時間の人たちだった。そしてここでも、睡眠時間が7時間より長い人は、死亡率が高くなる傾向が示された。

睡眠時間が長い人の寿命が短くなる原因は、まだはっきりとは突き止められてはいない。

しかし、その死亡率が高めに出ることは数字が語っている。

↓睡眠を「時間」だけで測るのをやめなさい

この実験結果から、「それならば人間にとって一番健康的な睡眠時間は、7時間前後ではないか」という声も聞こえてきそうだ。

たしかに「睡眠時間」という数字だけを見れば、その意見は間違いではない。

しかし、ここで言いたいのは、睡眠のよしあしは単純に「時間」だけでは測れない、ということだ。現に、男性に限っては5時間前後の睡眠が最も寿命が長いと結論づけた調査もある。

多くの人は、睡眠を「時間」で捉える傾向があるが、**睡眠は「時間」と「質」のかけ算**だ。

本書の冒頭で触れたように、「質」を最大限に高めれば、「時間」を短縮することもできる。あなたが、短い睡眠時間で満足できないのは、「質」が悪いからなのだ。

「時間」と「質」。この睡眠の両輪を意識すれば、短時間でも一日中アクティブに活動できる「ショートスリーパー」になることは可能だ。

↓ あなたの睡眠の質を変える3つのステップ

ここまであなたがショートスリーパーになれる可能性があること、そして、「質」を高めれば、睡眠時間を削れることをおわかりいただけただろう。

そこでまずは、あなたの睡眠の質を、短時間でも満足できる内容に変革していただく。

本書でどのように睡眠の「質」を改善していくかを改めて説明すると、次の通りだ。

STEP1では、**「即寝・即起き」の技術**を身につける。

ここでは、実際に入眠するまでの時間と、目覚めてから活動に入るまでの時間を短縮する。多くの人は、これらを合わせて20分ほどの時間を要している。これを短縮すれば、睡眠効率は格段に上がる。

STEP2では、**睡眠の「質」を高め、短時間でも脳と体の「回復力」を高める方法**を伝授する。多くの人は、睡眠についてよく理解していない。睡眠中に我々の体では、どう体が回復しているのか、そしてその活動を高めるにはどうすればいいか、具体的な手法を交えて解説する。

STEP3では、**一日中、疲れ知らずの体を手にするための「仮眠」**について紹介する。ショートスリープ実践中に起きる眠気への対処はもちろん、これまで以上に日中を快適に過ごすための、5つの仮眠とその実践のポイントを紹介する。

この3つのステップをこなせば、短時間睡眠でもすっきり目覚め、日中のパフォーマンスにもすぐれたショートスリーパーになれる。

それではさっそく、STEP1から睡眠の「質」を高めていこう。

STEP

1

「即寝・即起き」の技術で、睡眠効率を高める

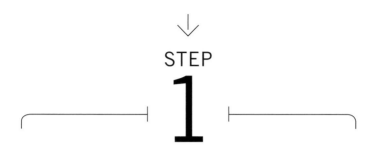

毎日20分、あなたは「床上」でムダな時間を過ごしている

↓日々の「ムダな20分」を削ぎ落とす

睡眠で大切な要素は「時間×質」だ。

ここから伝える、「即寝・即起き」の技術は、その両方を担う、あなたの睡眠変革にかかわる大切なスキルである。

「即寝・即起き」というと、次のような悩みを思い浮かべる人も多いだろう。

- **ふとんに入ってからなかなか寝つけない**
- **朝、目が覚めても、いつまでもふとんの上でダラダラしてしまう**

あなたも、同じような経験をしたことがあるかもしれない。

このような、眠っているわけでも活動しているわけでもない時間は、はっきり言って無駄である。

多くの人は、これらを合わせ20分ほど損をしている。ひどい人は、1～2時間それに時間を費やしている。

これらを短縮すれば、睡眠効率は格段に上がる。8時間ふとんにいて実際の睡眠時間が6時間よりも、6時間ふとんにいて実際の睡眠時間もほぼ同じほうが、効率がよいのは当然だ。

→「即寝・即起き」ができると、睡眠の質が高まる

このふとんに入ってから眠りにつくまでの時間、そして目覚めてからふとんを出るまでの時間を、専門的には「床上《しょうじょう》時間」と呼んでいる。

STEP1では、この床上時間を縮めることを目標に、「即寝・即起き」の技術を紹介する。

「即寝」の技術は7つ。いずれも、**ふとんに入ってから5分以内に入眠するための技術**だ。

これらを実践することで、昼間の「活動的な脳と体」から、深く眠るための「リラックスした脳と体」へとスムーズに転換できるようになる。いつまでも寝つけないということは、もうなくなる。

「即寝」のメリットは、単純に睡眠時間を削ることだけではない。「ふとんに入るとすぐに眠れる」という癖をつけることで体が眠ることに慣れ、**ノンレム睡眠への導入時間が短くなる**のだ。

ノンレム睡眠については、STEP2で詳細に説明するが、この導入を早くすると脳と体が急速に回復する。

「即起き」の技術は4つ。こちらは、**目覚めてすぐに一日をスタートさせる技術**だ。

「即寝」の技術とは逆に、睡眠中の「リラックスした脳と体」から、昼間の「活動的な脳と体」に瞬時に切り替える方法である。起きなければいけないのにダラダラとふとんから出られない、朝に弱い、といった悩みはもうなくなる。

「即起き」のメリットも、睡眠時間の短縮だけではない。「即起き」できる状態とは、目覚めた瞬間に体内の副腎皮質刺激ホルモンが十分に分泌されていて、心身ともに日中のさまざまなストレスに耐えうる準備ができているということ。

つまり、**体内の「今日一日」に対する準備も、起きた瞬間に整った状態にできる**ということだ。

また、「即寝・即起き」を実現すると、睡眠時間のコントロールもしやすくなる。同じ時間にふとんに入っても、眠りにつくまでにかかる時間と、目覚めてから起床するまでの時間がバラバラだと、「実際に眠っている時間」に大きなバラつきが出てしまうからだ。

すると、日によってコンディションが大きく変わってしまう。これは、STEP4で実践する「睡眠時間を削減する」際の大きな足かせとなる。

このように、「質」「時間」の両面の理由から、あなたがショートスリーパーを目指すうえで、まず改善すべきは、「ふとんに入ってから寝つくまでの時間」と、「目覚めてからふとんを出るまでの時間」なのだ。

「刺激コントロール法」で、ふとんを見るだけで眠くなる

↓条件反射的に眠る技術を身につける

まずは、「即寝」の技術を紹介していこう。

ふとんに入っても、いつまでもダラダラと寝つけない……これは、睡眠にさける時間が少ない現代人にとっては、大きな問題である。

実はこの悩み、多くの場合、「睡眠空間」を整えられていないことに原因がある。

ふとんが「眠る場所」になっていないのだ。ふとんの上でゴロゴロしながらテレビを観たり、スマートフォンをいじったりすることが習慣になっている。

すると脳は、ふとんを「眠る場所」ではなく、リビングのソファーのような「ダラダラ

過ごす場所」として認識してしまう。

「パブロフの犬」という言葉をご存じだろうか。

「エサをやるときにベルを鳴らす」という行動を続けると、犬はいつの間にか、ベルの音を聞くだけで「エサの時間だ」と思い、よだれを垂《た》らすようになる。

これは「条件反射」という現象で、人間にも同じことが起きる。梅干しを見ると、唾液が出てくるのも、条件反射のひとつだ。

だったら利用しない手はない。

「ふとんの上＝眠るだけの場所」と条件づけをしてしまうのだ。

条件反射を利用し、「ふとんの上は、眠る以外に何もしない場所」とイメージづけをするこの方法は**「刺激コントロール法」**と呼ばれ、アメリカで30年ほど前に開発された。

↓ふとんを見ていいのは、寝るときだけ

ふとんの上を「眠るだけ」の環境にするためには、「寝室には何も持ち込まない」ことだ。テレビもスマートフォンもパソコンも食べ物・飲み物もすべて持ち込み禁止。そして

寝る直前に寝室に入る。これを習慣づける。

もしもワンルームマンションに住んでいて、寝る部屋とふだん過ごす部屋が一緒の場合は、寝るとき以外はベッドにカバーを掛ける。すると、夜にカバーを外して初めてふとんが見えることで、「ふとん＝眠り」というイメージを強く意識づけできる。

同様に、ふとんなら昼間はたたんでしまって、寝る前に敷く。ソファーベッドなら、朝起きたらベッドを折ってソファーにするなど、日中の部屋と寝床を明確に区別すればよい。

↓眠れないときは、「ふとんから出る」習慣を

条件反射という意味では、眠れないまま、ずっとふとんにいることもよくない。

これを続けると、今度は「ふとん＝眠れないところ」と条件づけられてしまい、不眠症になってしまう。

ふとんに入って30分以上眠れない場合は、まだ心身ともに「眠るとき」ではないと考え、思い切ってふとんから出よう。

そして、次のことをしながら、眠くなったらふとんに戻るとよい。

▼ホットミルク、ハーブティーを飲む

カルシウムが多く含まれる牛乳には、安眠効果がある。温めて飲むことで、心身ともにリラックスできる。温かいハーブティーにもリラックス効果があるのでオススメだ。

▼クラシックやヒーリング音楽を聴く

とくにモーツァルトやバッハの曲には、「1／fゆらぎ」というリラックスにつながる効果がある。

▼ストレッチをする

眠れない原因として「血行の滞《とどこお》り」がある。血行が悪くなり、入眠の際に下がるはずの深部体温が下がらず、入眠が妨げられているのだ。

そこで実践したいのが、次ページの**「眠りのスイッチをオンにするストレッチ」**。筋肉をゆっくり伸ばし、血管を収縮させることで、血行を改善できる。

ふとんの上でストレッチをし、いったん台所などで温かいハーブティーやホットミルクを飲む。そして気持ちが落ち着いたら、再びふとんに戻ればよい。

眠りのスイッチをオンにするストレッチ①

1 ふとんの上で、
両手両足を思いっきり伸ばした状態で
あお向けになる

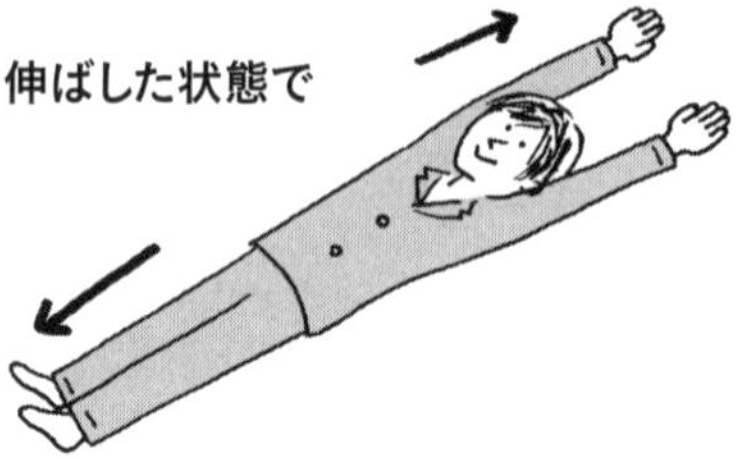

2 両手両足を
ゆっくり左右に傾ける（数回）

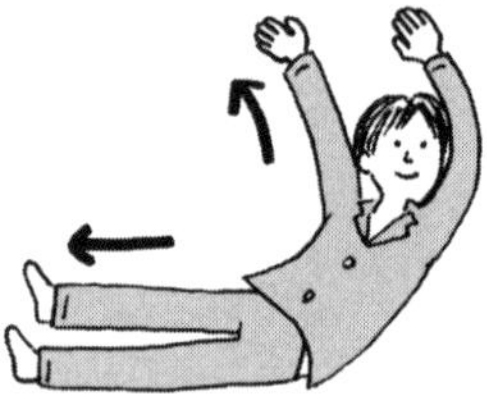

3 片ひざを両手で、
ゆっくり胸に引き寄せ、戻す。
これを左右のひざで
各5回行う

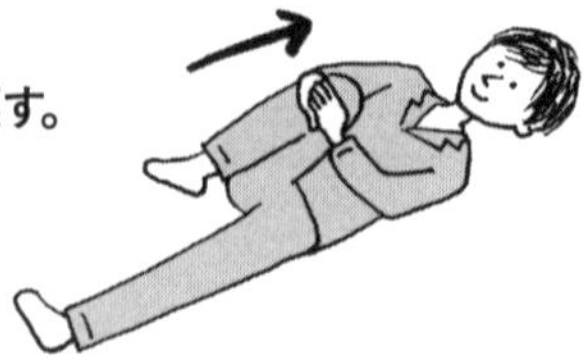

4 ゆっくりと体を起こし、
両手で両足をかかえて
うずくまる格好になる。
その状態で、前後に体を揺らす

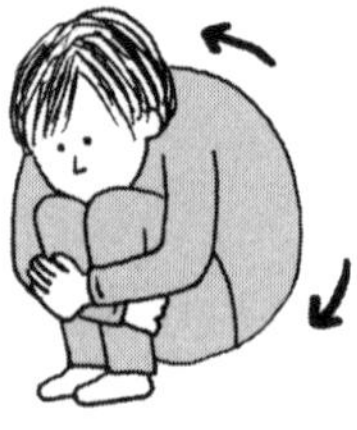

眠りのスイッチをオンにするストレッチ②

1 **うつぶせになり、
両腕を立てながら上半身を起こす**

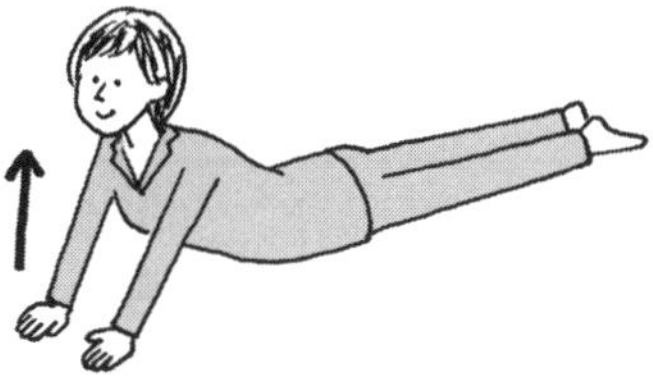

2 **息を吐きながら、
おしりを後ろのほうに引き、
両手は前に伸ばす。
1～2 を数度繰り返す**

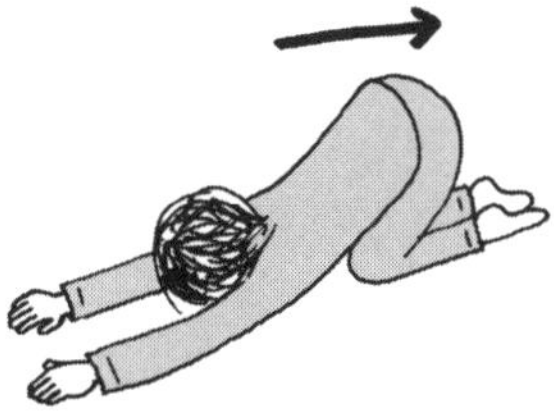

3 **手のひらを下にして、
両手を横に広げた姿勢で、
枕を太ももの下に置く。
そのまま左足を持ち上げ、
ゆっくりと右にねじる。
右足も同様に、
左右各5回ずつ行う**

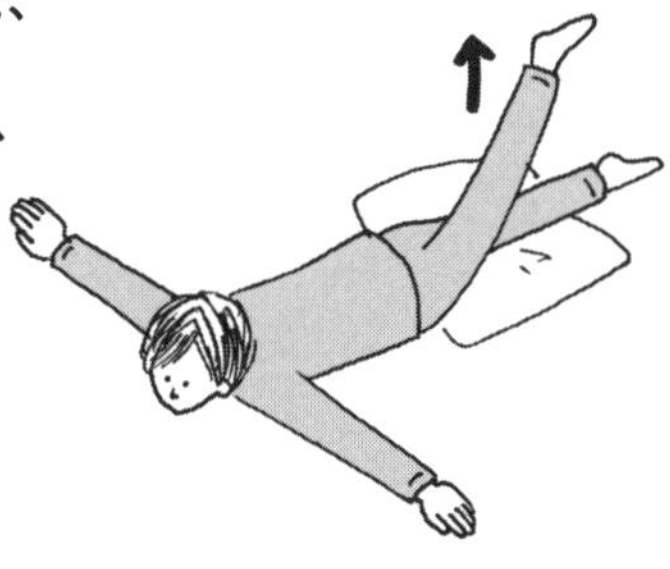

睡眠薬に匹敵する「4つ」の香り

↓科学的に立証されている「香り」の睡眠効果

香りには、人間の心理状態を変える効果がある。眠りやすくなる香りの研究も進んでいて、科学的な効果が証明されているものもいくつかある。代表的なものは、次の4つだ。

- ラベンダー
- セドロール（シダーウッド）※ヒノキやスギの香り
- コーヒー
- タマネギ

それぞれの効果について説明していこう。

▼ラベンダー

人間を睡眠に誘《いざな》う香りとして最も有名なのがラベンダーだ。最近では、医療機関や介護施設でも使われている。

英・ロンドンの老人病院での研究では、睡眠薬を常用している患者にラベンダーの香りを嗅《か》いでもらったところ、**睡眠薬なしでも眠りが深くなり、深夜の徘徊がなくなった**という報告がある。さらに、日中の眠気は減り、メリハリのある一日を送れるようになったという。

日本でも研究が進んでいる。大学生を被験者とした睡眠中の脳波実験で、大学生にラベンダーの香りをつけたふとんで眠ってもらったところ、ふつうのふとんで寝たときと比べて、深い睡眠をとれている時間が明らかに増えたのだ。ラベンダーの香りは、眠りを確実に促す。

▼セドロール（シダーウッド）

セドロールとは、ヒノキ科やスギ科の樹木の香りに含まれる物質。ヒノキでできた浴槽に浸《つ》かると、ふつうのバスタブよりもリラックスできているように感じるのは、セドロールによるところが大きい。針葉樹林での森林浴がストレス解消に効果的なのも、同じ理由だ。

大学生の被験者に、就寝2時間前から就寝2時間後までの計4時間、セドロールの香りを嗅いでもらった実験がある。

この実験で特筆すべきは、セドロールの香りを嗅ぐと、嗅がないときに比べて、**ふとんに入ってから寝つくまでの時間が45%も短くなった**という結果が出たこと。これは睡眠薬の効果にも匹敵する数字だ。

さらに、夜中に目覚める回数が減ったという結果も出ている。

セドロールとラベンダーは、アロマオイルとして売られている。市販のアロマディフューザーを使って、寝室の香り環境を整えるとよい。

▼コーヒー

鎮静効果より覚醒効果のほうが高そうなコーヒーだが、香りを嗅ぐだけならば睡眠を促す効果がある。

コーヒーの香りを嗅いだときの脳波を調べると、**リラクゼーションの指標であるアル**

ファ波が多く出ていることがわかっているのだ。

ただ、豆の種類によってその効果は異なる。睡眠作用を高めるのは、**グアテマラとブルーマウンテン**。アルファ波を増やし、気持ちが落ち着いて眠りやすくなる。

▼タマネギ

過去に私が企画協力したテレビ番組で、いつも昼寝をしないで先生の手を焼かせている幼稚園児に、タマネギの香りを嗅がせ、眠るかどうかを調べたことがあった。

タマネギの香りがない部屋の園児たちはいつも通り眠らずに元気そのものだったが、**刻んだタマネギを置いた部屋の園児たちは、ほとんどが自然に昼寝に入っていた。**

実は、タマネギの香りに含まれる「硫化アリル」という物質には、気持ちを落ち着かせ、眠りを誘う効果がある。硫化アリルはタマネギだけでなく、ネギ、ニラ、ニンニク、ラッキョウなど、独特の刺激的な香りを放つ食材に多く含まれる。

ただ、香りが強すぎるのは逆効果。タマネギを刻んで部屋に置く場合は、香りがするかしないかくらいの少量でよい。

即寝の技術③

「モヤモヤノート」でふとんの中で考えることをやめる

↓悩みやイライラは、机の中にしまってから寝る

仕事が終わった後も、移動中や家で会社のメールがチェックできてしまい、ＳＮＳで四六時中誰かとつながっている現代は、寝る直前までストレスを抱えやすい環境だといえる。

そのため、抱えたモヤモヤやイライラを消化できないままふとんに入り、いつまでも寝つけない人も多いだろう。

スパッと入眠するためには、ふとんに入る前に心のモヤモヤをすべて吐き出してしまう

のがベストだ。

しかし、ただ「忘れよう」「考えないようにしよう」と思っても、なかなかうまくはいかない。

そこで効果を発揮するのが**「モヤモヤノート」**だ。

何も特別なものを用意する必要はない。

準備するのはA4ノート1冊とペン。このノートに、心から離れないモヤモヤや、今日あった嫌なことをすべて書き出すのだ。

- 取引先から理不尽なクレームを受けて、反論できずに罵倒された。悔しい
- 気になっている○○さんに恋人がいるかもしれない。指輪をしていたし、気になる
- 親の介護のことを考えるとつらい。このまま仕事を続けられるだろうか

など、どんなネガティブなことでも、些細なことでもかまわない。あなた以外誰も見ないノートなのだから、思いのたけを好きなだけ書きなぐってしまえばいい。

書き終えたらノートを閉じて、引き出しにしまう。そのときには、

「はい、今日はこれでおしまい」

と、**締めくくりの言葉をはっきりと声に出す。**これによって、気持ちがすんなりと切り替わる。

人間は、頭の中にあるものを、いったん外に出さないと認識しづらく、理解できない。

だから、頭の中のモヤモヤやイライラをノートに書き、アウトプットする。そしてそのノートを引き出しにしまう動作も、

「はい、今日はこれでおしまい」

と声に出し、アウトプットする。

この**二重のアウトプット**により、「あとは寝るだけだ」と自分に強く言い聞かせる効果が生まれるのだ。

すべてが終わったら、すぐふとんに入る。今日はこれでおしまい。明日のことはまた明日、考えればよい。

↓ノートはアナログ！デジタル厳禁

「モヤモヤノート」をつくるうえで重要なのは、**必ず「紙に書き出す」**ことだ。スマートフォンのメモ機能や、パソコンの使用はＮＧだ。

スマートフォンやパソコンの画面から放たれるブルーライトは、脳を覚醒させる効果がある。

必ず、ノートに書き出そう。

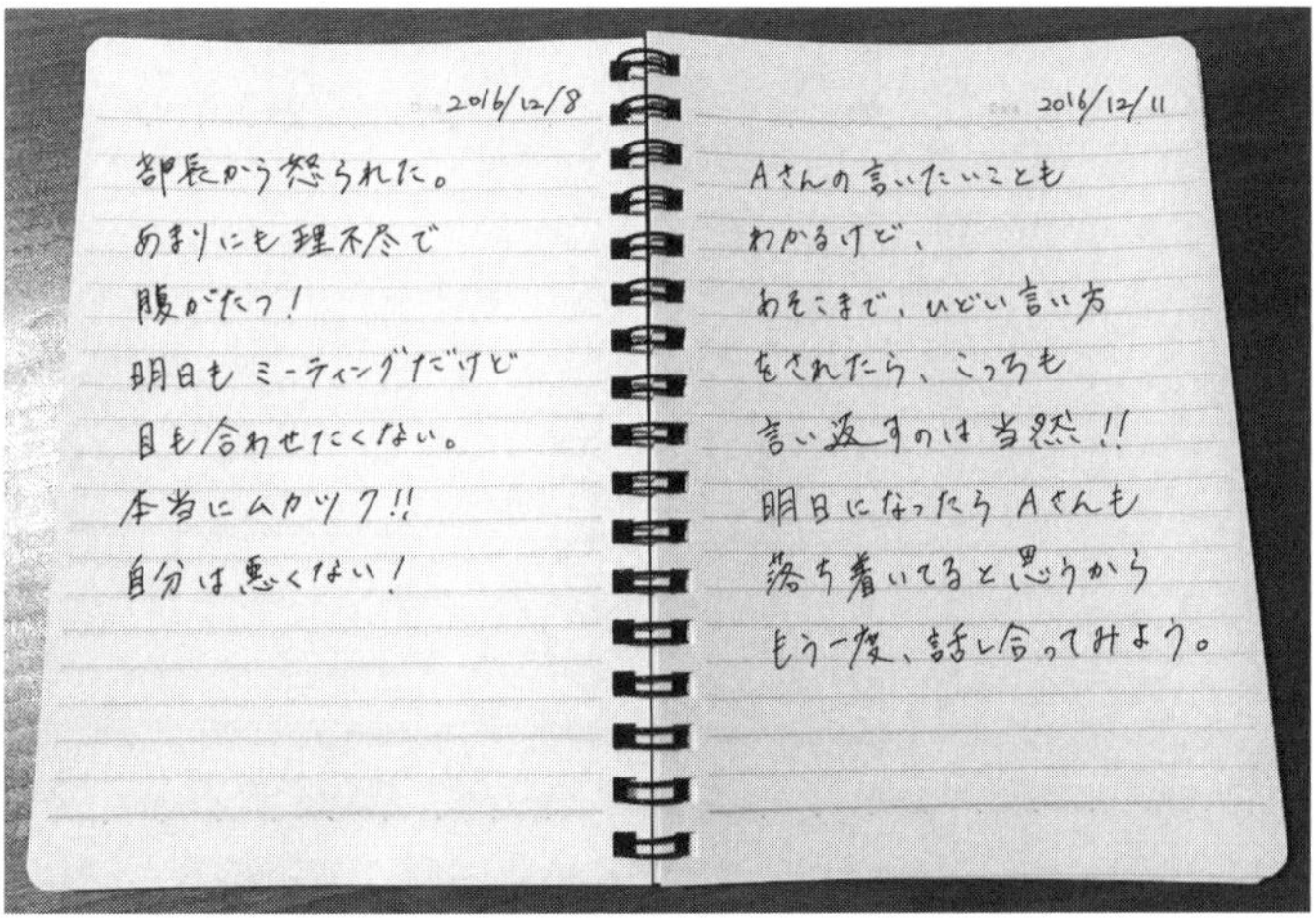
2016/12/8
部長から怒られた。
あまりにも理不尽で
腹がたつ！
明日もミーティングだけど
目も合わせたくない。
本当にムカツク!!
自分は悪くない！
2016/12/11
Aさんの言いたいことも
わかるけど、
あそこまで、ひどい言い方
をされたら、こっちも
言い返すのは当然!!
明日になったらAさんも
落ち着いてると思うから
もう一度、話し合ってみよう。

成功者だけが実践している「寝逃げ」の驚くべき効果

↓問題は「眠るだけ」で解決する

夜に考えすぎてしまう人に、もうひとつ伝えたい技術、それは**「寝逃げ」**だ。

仕事が途中で行き詰まってしまったときや、明日までに解決しなければいけない問題がまだ解決していないとき、ふとんの中でも、その問題に考えを巡らせてしまうことがある。

しかし、ふとんの中で問題と向き合うより、「もう寝ちゃおう」と現実から逃げたほうが、解決策が思い浮かぶことをご存じだろうか。

この「寝逃げ」ともいえる行為は、決して「現実逃避」ではなく、科学的根拠のある立派な「問題解決手段」のひとつである。
眠るだけで問題が解決する。こんな夢のような機能が、睡眠にはあるのだ。

↓「寝逃げ」が大発明やノーベル賞を生んだ

あなたも実際に、「朝起きたら、解決策が急に思い浮かんだ」という経験があるはずだ。実はこの現象は偶然ではない。

人の脳は、レム睡眠中、起きていた時間にストックした情報の中から、自分に必要なものだけを抜き出して再処理している。パソコンの「最適化」のようなものだ。とくに大きな悩みがあればあるほど、この「最適化」機能は強くなる。**古い記憶が整理され、新しい記憶と結びつくことで、新たなアイデアが浮かぶ**のだ。これが「寝逃げ」のメカニズムである。

寝逃げをして新しいアイデアを生み出す手法は「追想法」または「レミニセンス」と呼ばれている。発明家のエジソンや、1949年にノーベル物理学賞を受賞した湯川秀樹博士は、この手法を利用して難題を解いたといわれている。

ノーベル賞級の潜在能力を引き出すのが、この「寝逃げ」なのだ。

寝逃げをうまく活用するためのポイントは2つ。

ひとつは**「眠りに執着しない」**こと。「寝逃げをするために、早く眠らなくては」と焦って眠れなくなってしまっては本末転倒だ。

もうひとつは寝る前に、**「解決したいことをきっちり頭の中で整理する」**こと。

情報を手帳やノートに書き出してしまうのもいい。

起きているうちに情報を明確にすることによって、眠っているときの脳の最適化機能はより高まるのだ。

即寝の技術⑤

「昼の神経」から「夜の神経」への切り替え方

↓なかなか寝つけない原因の正体

ふとんに入ってすぐに眠れない大きな原因のひとつは、ストレスだ。

ストレスを抱える人は、自律神経がうまく働かないことで、入眠がうまくいっていない可能性がある。

自律神経は、心臓の鼓動や内臓の働き、さまざまなホルモンの分泌、血流など、自分の意志ではコントロールできない体の機能を司っている。**人間は自律神経の働きによってコントロールされている**といっても過言ではない。もちろん、睡眠も例外ではない。

自律神経には、2種類の神経がある。体を活動的にする**「交感神経」（昼の神経）**と、体をリラックスさせる**「副交感神経」（夜の神経）**だ。つまり睡眠に大きくかかわってくるのは、夜の神経である副交感神経ということになる。

交感神経と副交感神経は、環境や脳内物質の作用によって切り替わる。しかし、この「切り替え」がうまくいかないこともしばしばある。ふとんに入ってもなかなか寝つけないときには、まだ**自律神経のスイッチが昼のまま切り替わっていない可能性がある**のだ。

体を活動的にさせる交感神経の働きにより、心身が興奮・緊張した状態のままなのだ。スムーズに眠りにつくためには、夜の神経である副交感神経にスイッチを切り替えなければならない。

↓ 深いリラックス状態を生む「腹式呼吸」

自律神経のスイッチを切り替える有効な手段のひとつは**「腹式呼吸」**だ。

意識して呼吸することで副交感神経を働かせ、眠っているときと同じような深いリラックス状態に体をもっていくことができる。

腹式呼吸は、眠気を誘うだけではなく、睡眠の質を高める効果もある。毎晩の習慣にすると、質の高い睡眠も期待できるので一石二鳥だ。次のように腹式呼吸を試してみよう。

深いリラックス状態を生む「腹式呼吸」のやり方

1 ふとんの上で大の字になる。
枕は使わない。
手のひらは上に向ける

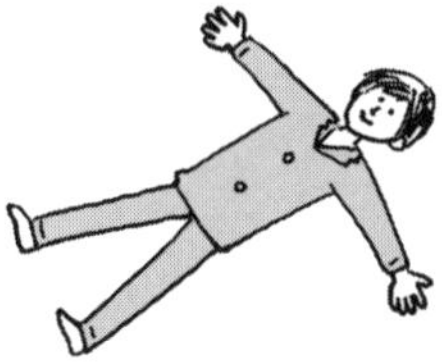

2 1、2、3と数えながら、
鼻からゆっくり息を吸い込み、
お腹をふくらませる

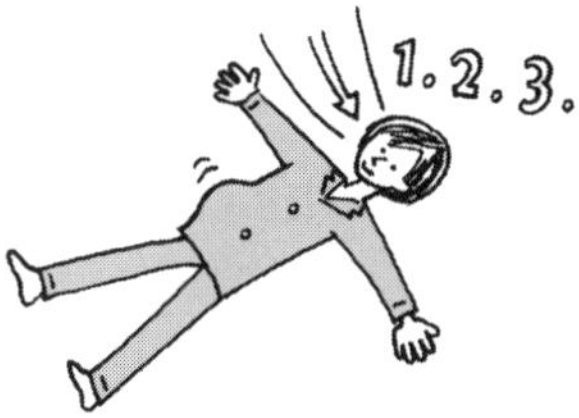

3 お腹がしっかりとふくらんでいることを確認したら、
4、5、6と数えながら、
口からゆっくり息を吐き切る

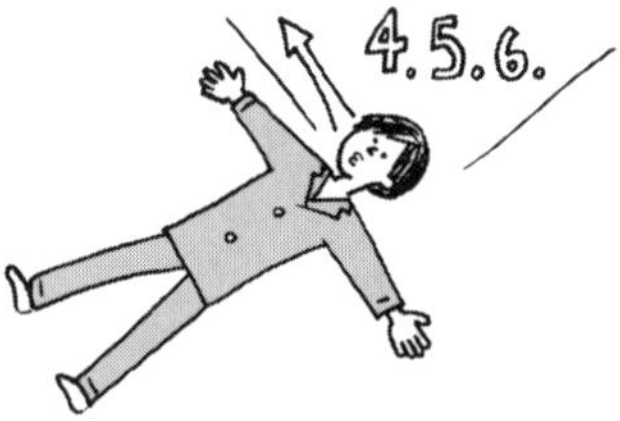

4 息を吐き切ったら3秒間息を止め、再び2に戻る

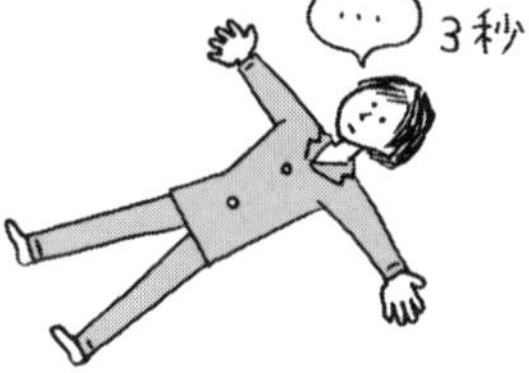

5 2～4を
3分ほど繰り返す

自分だけの「スリープ・セレモニー」をつくる

↓いつもの「儀式」が眠気を促す

夜、寝る前に必ずやる、習慣となっている行動を**「スリープ・セレモニー」**という。セレモニーという字面だけを見るとなんだか大げさだが、「歯を磨く」「トイレに行く」「パジャマに着替える」といった行動もスリープ・セレモニーのうちに入る。要は、寝る前に必ずやる習慣はなんでもスリープ・セレモニーなのだ。

スリープ・セレモニーは、スムーズに寝つくための効果的な方法となる。

大切なのは、毎日、同じ行動を習慣づけている点。決まったスリープ・セレモニーを行うことで、脳は「ああ、この行動に入ったということは、そろそろ睡眠に入るんだな」と意識づけられ、自然に眠気を促すのだ。これも「パブロフの犬」と同じ原理である

↓寝る前に何も考えずにできる作業を

すでに多くの人がやっているように、「歯を磨いてパジャマに着替える」というのは最も一般的なスリープ・セレモニーだ。

「簡単な片づけをする」「ストレッチをする」「音楽を聴く」など、**活動的な時間と「睡眠」という休息時間の間に、「何も考えずにできる作業」を挟むのはとても重要**だ。

また、先ほど紹介した腹式呼吸を行うのも、有効なスリープ・セレモニーとなりうる。

軽い気持ちでも続くような、自然にできるスリープ・セレモニーをつくることができれば、少々、環境が変わってもスムーズに入眠することができるだろう。

エスプレッソ2杯分の覚醒効果がある〝あの行動〟をやめる

↓仕事のメールチェックを〝朝〟にすべき理由

デジタル機器の画面から放たれる「ブルーライト」の悪影響は、あなたも耳にしたことがあるだろう。

そのまぶしさやちらつきは、人間の目に確実にダメージを与える。パソコンでの仕事が多い人に、眼精疲労や目の痛みを訴える人が多いのは、ブルーライトが原因だと考えられている。

最近の研究では、このブルーライトは、目に直接ダメージを与えるだけでなく、寝つきが悪くなる作用があることもわかってきている。

英・エディンバラ睡眠センターのクリス・イジコフスキ博士は、自身の研究で「デジタル機器のディスプレイから発せられるブルーライトが脳を刺激し、メラトニンの分泌をストップさせる」ことを明らかにした。メラトニンは睡眠ホルモンの一種。その分泌がストップしてしまえば、眠くならないのは当然だ。

そしてもちろん、メールの中身も大きな影響がある。睡眠を邪魔する最大の原因はストレスだ。メールは新たなストレスや興奮材料を生みやすい。

イジコフスキ博士はこの点についても、**「仕事関係のメールを見ただけで、エスプレッソコーヒーを2杯飲んだときと同じくらいの興奮状態になる」**と指摘している。大変な濃度だ。

反対にいえば、朝のメールチェックは、活動的な脳に切り替えるために有効な手段だといえる。

夜にメールを見ても、できることは限られている。メールは〝夜ではなく朝〟にチェックしよう。

理想の目覚めが手に入る「自己覚醒法」

↓副腎皮質刺激ホルモンを上昇させる

ここまでの7つの「即寝」の技術をこなせば、あなたは、明日から無駄な睡眠時間を削り、睡眠の質も高めることができる。

そしてここから紹介する「即起き」の技術を身につければ、あなたは、睡眠で生じる無駄な時間を限りなくゼロにできる。

さらに、これまでのように「もっと寝ていたい」というストレスを抱えながら起きたり、起きてから数時間頭が働かないといった悩みともオサラバだ。

心地よく目覚め、起きた瞬間から高いパフォーマンスを発揮できるようになる。

即起きの技術でまず伝えたいのは、「理想の目覚め方」だ。

あなたにとって理想の目覚め方とは、どのようなものだろうか?

目覚めにおける一番のストレスは「もっと寝たい」ということだろう。もっと寝ていたいのに、目覚まし時計で強制的に起こされる……耳元で鳴る目覚ましの音を「うるさいな」と思ったことは、誰しもがあるだろう。

「まだ寝ていたいのに!」「今起きようとしていたのに!」とイライラしながら目覚める……朝一番に感じるストレスは目覚ましの音かもしれない。


当たり前の話だが、自然に目が覚めるのが、人間が最も心地いいと感じる理想の目覚めだ。毎日、休日のように目覚ましを気にせず、目が覚めたタイミングで起きられたらどれだけ幸せだろうか……と思う人も多いはずだ。

実はこれ、睡眠時間が短くても実現できる。

人間は、「自己覚醒能力」という、自分が起きたい時刻に起きられる夢のような能力を持っている。その能力をフル活用すれば、目覚ましなしで起きることができるのだ。

この自己覚醒能力については、目覚ましなしで起きられる人と、目覚ましがないと起きられない人を比べた興味深い実験がある。

目覚ましなしで起きられる、つまり「自己覚醒」できる人は、目が覚める1時間前から、心地よく目覚めるのに欠かせない「副腎皮質刺激ホルモン」の分泌が緩やかに上昇し始め、気分よく目覚めることができた。一方、目覚ましで強制的に起こされた人の副腎皮質刺激ホルモンは上昇せず、目覚めの気分はよくなかった。

副腎皮質刺激ホルモンは、脈拍や血圧を上昇させて全身の細胞を活発に動かし、ストレス耐性を高める働きを担う。

自己覚醒能力の高い人は、**起きる時間に合わせて副腎皮質刺激ホルモンを分泌し始め、目覚めてすぐ活動できるよう脳と体の準備を整えている**のである。

つまり、自然な目覚めができるようになれば、心地よく起きられるだけでなく、すぐに活動できる準備が整った状態で起きられるのだ。

↓5時に起きたいなら、枕を「5回」叩く

では、目覚ましがないと起きられない人が、どのように自然に起きられるようになるの

か。

方法は単純だ。**「何時に起きたいか」を強く思い描くだけでいい。**それだけで、起きたい時刻に起きられるのである。

嘘のような話だが、効果は実験でしっかりと証明されている。

この実験では、被験者Aに「明日、6時に自分で起きてくださいね」と伝え、時計のない部屋で寝てもらう。

一方、被験者Bには「明日、9時に自分で起きてくださいね」と伝え、時計のない部屋に寝てもらい、不意を突いて6時にたたき起こす。被験者Bにとっては少々酷な実験だ。

そして双方の副腎皮質刺激ホルモンの分泌過程を調べる。

結果、被験者Aは、6時の起床に向け、4時30分ごろから副腎皮質刺激ホルモンが増えだした。体が自然に、起きる準備を始めたのである。

一方の被験者Bは、6時の時点でも副腎皮質刺激ホルモンの分泌は停滞したまま。体が9時に起きるつもりになっているのだから仕方がない。

そして6時にたたき起こすと、副腎皮質刺激ホルモンの分泌が一気に増えた。予定していたよりも急に早く起きなければならなくなり、体がフル回転で副腎皮質刺激ホルモンを分泌させ始めたのだ。

酷な実験を課しておいてなんだが、あまりいい目覚めとはいえない。

つまり、**「○時に起きよう」と意識するだけで、その時間に起きるように体内時計を調整する機能が人間には備わっている**のである。

もちろん、目覚まし時計のように時間ぴったりというわけにはいかないが、起きようと意識した時刻の前後15分程度であれば、自然に目覚めることはできる。

その精度を高めるためには、**起きる時刻の数だけ枕を叩くのが効果的**。5時に起きたいなら、1から順番に数字を声に出しながら、枕を5回叩く。これは記憶中枢に刻み込む作業で、自己暗示としては高い効果が得られる。

加えて、「自分は絶対に起きられる」と信じ切ることで、自己覚醒能力はより高まる。

↓最もストレスなく起きられる「目覚ましのかけ方」

自分の「自己覚醒能力」のみを信じるのは不安かもしれない。そんなときは目覚ましを工夫して、ストレスなくスムーズに起きよう。

最もストレスなく、スムーズに起きるためには、自分の名前を録音したものをアラームとして設定するといい。

医者が患者の意識を確認するときに患者本人の名前を呼ぶのは、人間が自分の名前に大きな反応を起こすからだ。

これには、「カクテルパーティー効果」と呼ばれるものも大きく影響している。

カクテルパーティー効果とは、たくさんの人が雑談している場でも、自分が興味を持っている人の会話や、自分の名前、自分に関する話題などは聞き分けられるというものだ。人間は耳で聞き取った音の中から、自分に必要なものを選択して聞き取る能力を持っているのである。

そのため、自分の名前を録音した音声は、単なるアラーム音より覚醒効果が高く、かつ小さい音でも脳が反応するためストレスは少なくて済む。ぜひ、試してほしい。

「5分間二度寝」で幸せに目覚める

↓二度寝がもたらす驚くべき効果

一度目覚めた後で、もう一度眠りに入ってしまう「二度寝」。なんだかダラダラとしていて健康にもよくないように思える。

しかし実は、**二度寝は悪いことではない**。むしろ、心にとっても体にとってもいいことだらけなのだ。

目覚ましが鳴って起きたけれど、「今日は休みだから」と目覚ましを止めて二度寝する。とても幸せな気分だ。

こんなとき体内では、抗ストレスホルモン「コルチゾール」がたくさん分泌される。

コルチゾールはストレス耐性を担うホルモン。人間の体内では、目覚める1～2時間前から急激に分泌が盛んになる。コルチゾールの分泌によって、心はウォーミングアップし、「今日のストレス」に備えるのだ。

二度寝をすることによって、コルチゾールの分泌はさらに続く。結果的に入念なウォーミングアップをすることになり、心は凹みづらくなる。

二度寝の効果はほかにもある。二度寝をしているときの脳は、リラックス効果を促すアルファ波の影響が強くなり、脳内麻薬の一種「エンドルフィン」が分泌される。

エンドルフィンは、自分の好きな音楽や小川のせせらぎなど、心地よい音を聞いたときに多く分泌され、心身の緊張を和らげたり、ストレスを軽減したりする効果がある。

ただ欲望に任せて二度寝をするだけで、小川のせせらぎを聞くのと同じ効果があるのだ。お得そのものである。

↓ 絶対に守りたい「二度寝」のルール

しかし、いくら二度寝が心身によい影響を及ぼすからといって、何時間も二度寝をしてはいけない。

抗ストレスホルモン「コルチゾール」を最大限に分泌させ、かつ毎日の生活に影響のない程度の二度寝をするには、**「二度寝は5分、一度だけ」**というルールを守ることが重要になる。二度寝を10分以上すると、それはもはや二度寝とは呼べないくらいの深い眠りに入ってしまうからだ。

目覚ましが鳴って目覚めたら、5分後にセットし直して、次のアラームでしっかりと起きよう。もちろん、あらかじめ5分差で2回セットしてもいいし、スヌーズ機能を使ってもいい。

そして、あくまでも「二度寝」なので、再び眠るのは「一度だけ」にとどめよう。三度も四度も目覚ましを止めて眠ってしまうのは、二度寝ではない。

朝は、「5分間二度寝」でコルチゾールやエンドルフィンの効果を最大限に得て一日を始めよう。

ちなみに「自己覚醒法」と「二度寝」は併用できる。自己覚醒法で目覚めたあと、さらにアラームをセットして「5分間二度寝」をすると、より幸せな目覚めとなるだろう。

即起きの技術③

寝起きの「アイソメトリックス」で、さらに目覚めスッキリ

↓寝起き1分、ベッドでできる一日に備える運動

「即起き」の技術を紹介しているのに矛盾するようだが、朝、目覚めてすぐに飛び起きるのは危険だ。

寝起きは、数時間横になっていたことで体がこわばっている。目覚めて急に起き上がったためにぎっくり腰になってしまった人もいるほどだ。

目覚めてすぐは、まず体をほぐし、体の隅々まで血液を巡らせ、体温を上げる必要がある。

そのために効果的なのは、今注目されている運動法**「アイソメトリックス」**だ。

アイソメトリックスとは、筋肉の長さを変えずに、ギュッと力を入れる運動のことを指す。道具を使わず、筋肉への負担もかけずに、短時間で効果を得られるエクササイズである。アイソメトリックスのポイントは、次の2つだ。

- **呼吸を止めない**
- **動かす部位を意識しながら力を入れ、10秒間、動かさない**

この2点を意識しながら、首や肩まわり、腰の筋肉を動かし、体を温めていく。

ここでは3つのアイソメトリックスを紹介する。左のイラストを見ながらやってみてほしい。

この3つのアイソメトリックスは、直接動かす首や肩まわりの筋肉だけでなく、腰の筋肉にもいい影響を与える。腰の筋肉が硬くなると寝返りが打ちにくくなり、それが原因で睡眠障害に陥ってしまうこともある。睡眠の質を高めるという意味でも、寝起きのアイソメトリックスは重要だ。

寝起きのアイソメトリックス

アイソメトリックス1

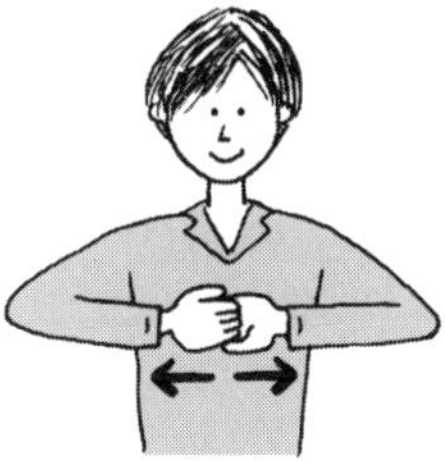

1 親指以外の4本の指を、
胸の前でひっかけて組む

2 外側に向かって
思いっきり引っ張り合う

3 胸を張り、背中の肩甲骨をくっつける
イメージで、10秒続ける

アイソメトリックス2

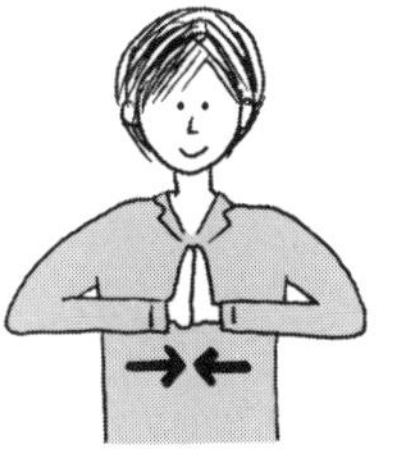

1 手のひらを
胸の前で合わせる

2 腕が水平になるようにひじを上げ、
両手を思いっきり押し合う。
これを10秒続ける

アイソメトリックス3

1 あお向けに寝て、両ひざを立てる

2 両腕を直角に曲げる

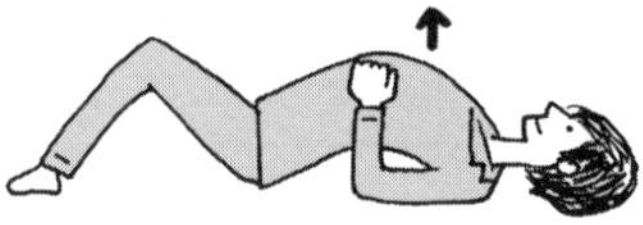

3 両ひじをついて、それを支えに
胸を持ち上げる。
これを10秒続ける

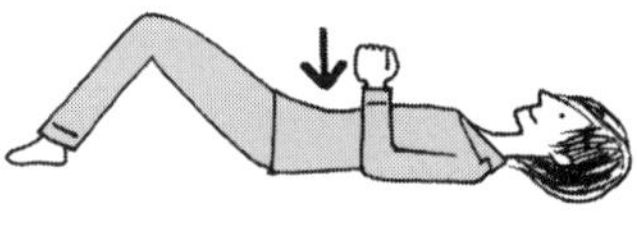

4 今度は逆に、背中を敷きぶとんに
強く押し付ける。
これを10秒続ける

5 3～4を3回繰り返す

飲み会翌朝に有効な脳と体を強制的に起こす裏ワザ

↓残業の翌朝にも使える「即起き」の技術とは？

ここまでの流れをしっかりやれば、「即起き」は確実に身につくはずだ。ただ、それでも前日に飲みすぎたり、予想外の残業があったりと、イレギュラーな事態で目覚めが悪いこともあるはず。

そこでここでは、脳と体に強制的にエンジンをかける2つの方法を紹介する。

▼朝シャワー

体を起こすには、体温と血圧を上げることが重要だ。しかし、とくに冷え性や低血圧の人は、自分の力だけでは体温や血圧が上がりにくく、結果として体が活動する準備を整えにくい。

そこでオススメしたいのが、熱めの朝シャワーだ。適温は40～42度。シャワーの刺激でエンジンがかかり、昼の神経である交感神経が活発に動き出す。

さらに、熱めのシャワーを浴びると、「ヒートショックプロテイン」というたんぱく質がつくられる。このたんぱく質が傷ついた細胞を修復し、免疫機能も高めてくれる。

▼甘いもの

チョコレートなどの甘い食べ物は脳の栄養となる。血糖値と血圧が上がり、それにつれて体温も上がる。また、バナナもよい。バナナには目覚めを促すセロトニンの原料となるトリプトファンが多く含まれており、時間がないときは朝食代わりにもなる。

この2つを実践すれば、脳と体に強制的にエンジンがかかる。前日の睡眠環境が悪かった日には、ぜひ実践してほしい。

STEP 1 のまとめ

即寝の技術　ToDoリスト

- ☐ ふとんを見るだけで眠くなる「刺激コントロール法」
- ☐ 眠れないときは、ふとんから出る。ストレッチを行ったり、ホットミルクを飲むとよい
- ☐ 睡眠薬にも匹敵する「4つの香り」を有効に使う
- ☐「モヤモヤノート」に悩みを書き出して、ふとんの中に持ち込まない
- ☐ 考えごとは、「朝起きたら解決している」と考える
- ☐ 腹式呼吸で自律神経のスイッチを切り替える
- ☐ 自分だけの「スリープ・セレモニー」をつくる
- ☐ 就寝前にメールチェックをしない

即起きの技術　ToDoリスト

- ☐ 寝る前に、「起床時刻」の数だけ枕を叩き、副腎皮質刺激ホルモンの分泌を起床時に合わせる
- ☐ 目覚まし時計のアラームは、「自分の名前」を録音したものにする
- ☐「5分間二度寝」で幸せに目覚める
- ☐ 寝起きの「アイソメトリックス」をする
- ☐ 飲み会翌朝には、「シャワー」と「甘いもの」を有効活用する

STEP

2

睡眠の「質」を上げ、脳と体を劇的に回復させる

入眠3時間の「ぐっすり」が、朝の「すっきり」につながる

↓ノンレム睡眠で「脳」の疲れをとり、「体」の細胞を修復する

ＳＴＥＰ２では、短時間でも脳と体を満足させる睡眠の「質」の上げ方を紹介する。

その前に、まず、そもそも「睡眠」とは何かを、ざっと押さえておきたい。難しく感じるかもしれないが、睡眠の質を理解するうえでとても大切なメカニズムだ。

まず眠りには、脳の休息時間である「ノンレム睡眠」と、体の休息時間である「レム睡眠」の２種類がある。

ノンレム睡眠は「脳の睡眠」とも呼ばれている。**ノンレム睡眠の主な目的は、ストレスの除去やホルモンの分泌**だ。脳が休んでいるうちに、体のほうでは新陳代謝が促進され、

免疫機能が高まり、細胞のメンテナンスが行われる。

ノンレム睡眠のときに起こされると、脳も体も眠気が強く、寝足りない気分になる。これは「脳が休んでいて、体もメンテナンス中」という、起きる準備がまったくできていない状態で睡眠をカットされるからだ。

一方のレム睡眠は「体の睡眠」とも呼ばれている。体は休んでいるが、脳は活動している状態。**記憶の固定化と筋肉の疲労回復が主な目的**だ。

脳が活発に動いているのは、記憶の「整理」と「再構築」をするため。

起きていた時間にストックした情報の中から、自分に必要なものだけを抜き出して、再処理している。パソコンの「最適化」のような機能を果たしているのだ。

体は緊張が抜けて休息状態であるものの、脳は働き、眠りが浅くなっている時間帯なので、このときに目覚めると、すっきりと起きることができる。

↓ノンレム睡眠の質を高め「より深く」眠る

眠りの深さには「浅いノンレム睡眠」「深いノンレム睡眠」「レム睡眠」の3段階があり、89ページの図のように、人間は入眠からどんどん眠りを深めていった後、折り返して浅い眠りへ向かう。

そして最も浅い眠りのときにレム睡眠に切り替わり、脳が起きている状態が10～20分ほど続いた後、またノンレム睡眠に入り、眠りを深めていく。

人間はこの3つの睡眠を繰り返しながら、脳と体を回復させていく。


このノンレム睡眠とレム睡眠をバランスよくとるのは、高度な脳を持つ人間特有の活動といってよい。

というのも、人間のような高度な脳を持たない動物は、脳を休めるノンレム睡眠をとる必要がないからだ。ほとんどの動物が、体を完全に休めるレム睡眠のみをとっている。

つまり**人間が人間らしく活動するためには、脳の疲れをとるノンレム睡眠のほうが大事**だといえる。

もちろんレム睡眠も「記憶を整理する」という大切な役割を担うが、それにはまず、ノンレム睡眠で完全に脳が休まっていることが大前提だ。

つまり、人間にとって最適な睡眠とは、ノンレム睡眠とレム睡眠をバランスよくとりながら、とくに**ノンレム睡眠の質を高め、より深く眠る**ことなのである。

ノンレム睡眠とレム睡眠の周期

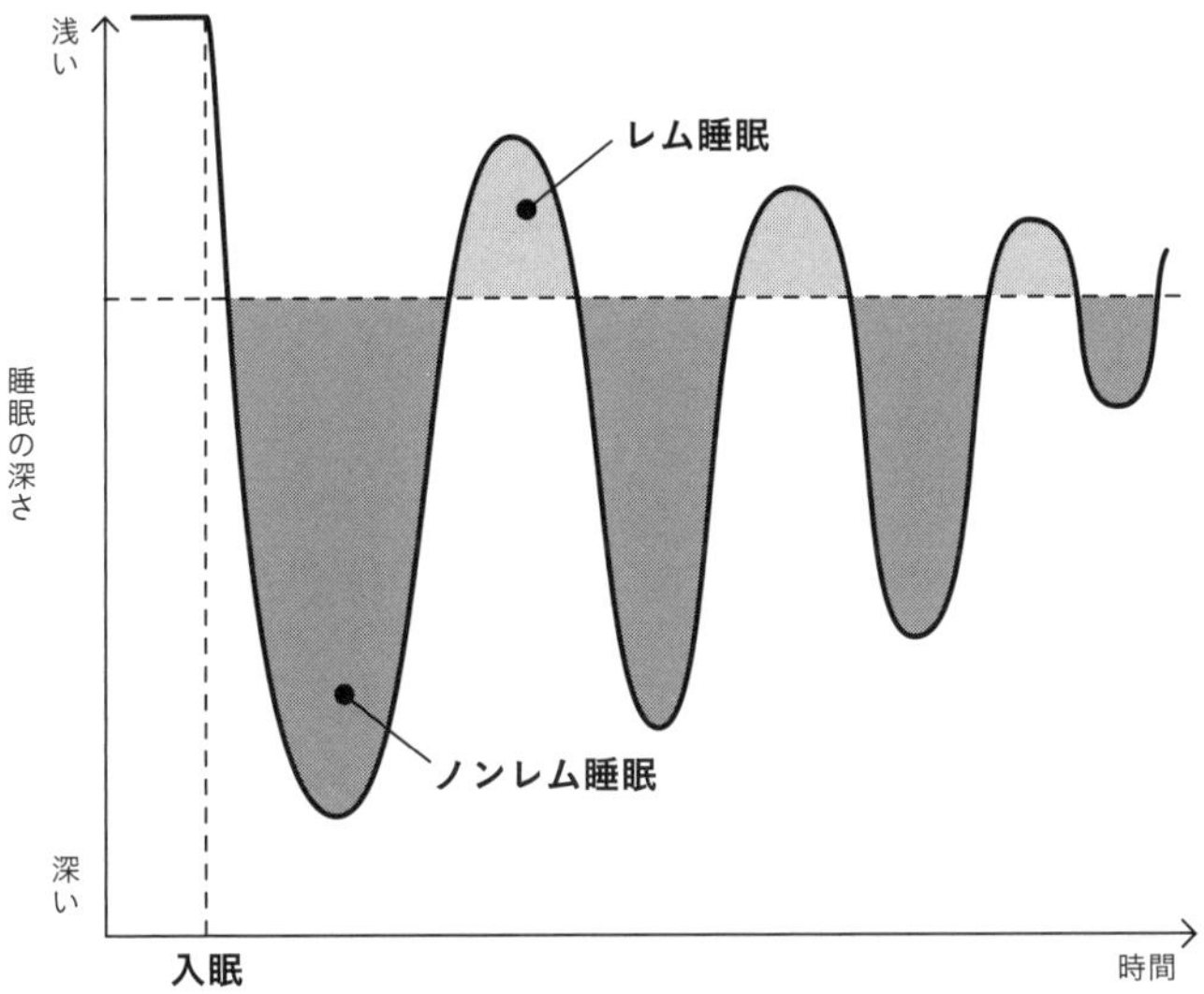

ノンレム睡眠 ＝脳の睡眠

ストレス除去や
ホルモン分泌を行う

レム睡眠 ＝体の睡眠

記憶の整理と
筋肉の疲労回復を行う

↓あなたの疲れがとれない理由

そして、睡眠の質を最大限に高めるためにまず重要なのは、寝ついてから１８０分で、どのような睡眠を得るかということである。

人間の睡眠は、（人によってバラつきはあるが）約90分周期で「脳の眠り（ノンレム睡眠）」と「体の眠り（レム睡眠）」を繰り返す。

この繰り返し2回分、つまり**眠りについてから１８０分の睡眠がとても重要**になる。

この時間に細胞の傷んだ部分を修復する「成長ホルモン」が多く分泌され、筋肉や骨、脳の細胞を増やしていくからだ。

成長ホルモンは、筋肉や骨の成長を促すだけでなく、体の疲れを回復したり、傷んだ組織を修復したりする。

さらに脂肪を燃焼させたり、昼間に受けた紫外線による皮膚のダメージを回復したり、新陳代謝を促したりと、美容やアンチエイジングにも大きくかかわる働き者のホルモンだ。

成長ホルモンは、「22〜2時の１８０分に多く分泌される」という説がある。しかし、実際には時間を問わず、入眠してから１８０分の間に深いノンレム睡眠に入ると、シャワーのように大量に成長ホルモンが分泌される。

つまり、「筋肉や骨の成長を促す」「体の疲れを回復する」「体内の傷んだ組織を修復する」「脂肪を燃焼させる」「皮膚のダメージを回復する」「新陳代謝を促す」といった**成長ホルモンの効能を最大限に獲得するには、ふとんに入ってから180分に睡眠の「ピーク」を持ってくればよい**ということになる。

この180分をぐっすり眠ることができればできるほど、脳と体の疲れがとれ、翌日にすっきりと目覚めることができるのだ。

成長ホルモンは、成長期に最も多く分泌される。寝る子は育つといわれるのは、これが理由だ。分泌のピークは18～20歳で、**30歳からは急激に減少する。**そして40歳では、20歳のころの約40％まで激減する。

「たくさん寝ているはずなのに疲れがとれない」という感覚を抱くのは、この分泌される成長ホルモンの減少が大きく影響していると考えられる。

そのためにも、入眠から180分の睡眠の「質」をいかに高めるかが勝負だ。

それでは、具体的な策を紹介していこう。

面倒くさがりでもうまくいく「魔法のサプリメント」

↓人間の5分の1はアミノ酸でできている

睡眠の質を最大化するといっても、そのための策を講じるのはいろいろと面倒なものだ。そこでまずは、手っ取り早く睡眠の質を上げる「魔法のサプリメント」を紹介したい。面倒くさがりの人は、まずこの項目から試してほしい。寝る前にあるサプリメントを飲む、もしくは、その要素をとれるよういつもの食事に一工夫を加える。それだけで、睡眠の質はグッと高まる。

さて、人間の体の20%はアミノ酸でできている。人間が生きていくために必要な物質として、アミノ酸は大きなウエイトを占めているのだ。もちろん、睡眠にも大きく影響する。

ここでは、人間を心地よい眠りへと誘い、睡眠の質を高める「3つのアミノ酸」を紹介しよう。

↓ たった3グラムで、「朝に弱い」がなくなる

まずは、**「グリシン」**というアミノ酸を紹介したい。グリシンは、地球上で最も古くから存在するアミノ酸だ。古いだけあって、アミノ酸の中で分子量は最も小さく、構造も単純。体のさまざまな部位に存在している。

たとえば、皮膚にあるコラーゲンをつくっているアミノ酸。その3分の1はグリシンが占めている。そのほかにも、赤血球中のヘモグロビンや肝臓の酵素も、グリシンがつくっている。

こうした我々の体をつくるうえで欠かせないグリシンは、睡眠についても重要な働きを担っている。

まず、入眠をサポートする働きがある。入眠の際、体は内部の温度を下げる。グリシンは、血管を拡張し、それを促すことがわかっている。

また、睡眠の質も高める。**グリシンを摂取すると、ノンレム睡眠の時間が増加する**ことがわかっているのだ。ノンレム睡眠の時間が増加すれば、体の休息はいつも以上に進む。

さらに、グリシンを摂取することで、ノンレム睡眠の中でも、とくに睡眠が深くなる「徐波《じょは》睡眠」と呼ばれる状態に、より早く到達することもわかっている。これにより、成長ホルモンが出やすくなる。

このグリシンの睡眠効果を証明する実験がある。睡眠に問題を抱えた被験者に、ふとんに入る30分前に3グラムのグリシンをとってもらい、翌朝と日中の状態を調べた研究がある。

すると、毎日いくら寝ても「まだ眠い」「頭がすっきりしない」「疲れがとれない」「やる気が出ない」という症状を訴えていた被験者が、グリシンをとった翌朝にはシャキッと起きることができ、日中のパフォーマンスも上がったのである。

睡眠中の脳波を調べても、グリシンをとると、寝ついてからすぐに深い睡眠に入り、睡眠のリズムも自然なものになったという。

これは、グリシンが脳の体内時計に働きかけ、睡眠のリズムがうまくとれるように作用したからだと考えられている。

グリシンは、サプリメントとして売られているので、ネットショップなどで気軽に手にすることができる。

もちろん、食事からもとることができる。主に、魚介類（エビやホタテ、カニ、イカなど）に含まれる。眠りが不調なときには、夕食にこれらの食材をとってみるのもよい。

↓ 眠りのホルモンをつくり出すアミノ酸とは？

もうひとつのオススメは**「トリプトファン」**だ。

トリプトファンは「必須アミノ酸」のひとつ。必須アミノ酸とは、人間の体内で自然には生成されないアミノ酸のことをいう。食物などで外部からとるしか、必須アミノ酸を体内に保持する方法はない。

その必須アミノ酸のひとつであるトリプトファンの重要な役割は、睡眠ホルモン・メラトニンをつくる材料のセロトニンを生み出すことである。

つまり**トリプトファンを十分にとり、セロトニンが多く生み出されている状態をつくることによって、睡眠ホルモン・メラトニンが多く分泌されやすくなる**のだ。すると、ぐっすり眠りやすくなる。

トリプトファンは、牛乳や乳製品、豆類、バナナ、アボカド、肉類などに多く含まれる。

また、**「GABA」**というアミノ酸もよい。GABAとは、脳や脊髄に多く存在している、神経伝達物質として重要な役割を担う「γ《ガンマ》-アミノ酪酸」のこと。

このGABAには、興奮を抑え、気持ちを鎮めるリラックス効果がある。**睡眠薬は、このGABAの働きを増強しているもの**だ。医学的にも睡眠への効果が信頼されているアミノ酸なのである。

睡眠以外でも、自律神経の不調からくる不安やいら立ちの緩和、アルツハイマー型認知症の予防や改善、軽症高血圧患者での血圧低下、腎臓や肝臓の機能改善、肥満の防止など、ありとあらゆる効果が報告されている。

GABAは、サプリメントとして手軽に手に入れることができる。

もちろん、食事からも摂取でき、GABAが多く含まれるのは、玄米や胚芽米、アワ、ヒエ、大麦といった雑穀など。ぐっすり眠るためには、夕飯の主食を白米から玄米に替えてみてもいいだろう。

副交感神経が優位になる3つの「自律訓練法」

↓「公式」を唱えるだけで強いストレスが消え去る

睡眠薬を使わずに不眠症を治す治療法として確立されているのが、「自律訓練法」である。これは、決められた言葉（＝公式）を心の中で何度も唱えることによって、自分を軽い催眠状態にして、筋肉を緩め、気持ちを落ち着かせる方法だ。

ストレスで活発になっている交感神経の活動を鎮め、副交感神経を優位にし、眠りやすくする効果がある。

――こういうと、なんだか「洗脳」のようで怪しく聞こえるが、決して怖いものではない。マスターすることで、短時間で体も心もリラックスさせることができる。

自律訓練法は寝る前に行う。

不眠症だけでなく、**毎日忙しくて筋肉や気持ちの緊張がとれない人や、強いストレスやいら立ちを感じている人にも効果的な「セルフ治療法」**だ。

正式な自律訓練法は、基礎の「標準練習」と「時間感覚練習」などの上級編の2段階のプログラムから成り立っている。

ただ、これをすべてマスターするには、専門的な知識が多くいる。

しかし、睡眠の改善に役立てる程度の自律訓練法は、基礎の「標準練習」の中の一部をマスターするだけでよい。

この本では簡易版として、その標準練習の一部を紹介する。

↓ あなたの心を穏やかにする3つの公式

自律訓練法の「標準練習」は、次のステップから構成されている。

安静練習　：背景公式　「気持ちが（とても）落ち着いている」

四肢《しし》重感《じゅうかん》練習：第1公式「両腕、両脚が（とても）重たい」

四肢《しし》温感《おんかん》練習：第2公式「両腕、両脚が温かい」

心臓調整練習：第3公式「心臓が（自然に）静かに規則正しく打っている」

呼吸調整練習：第4公式「（自然に）楽に呼吸している」

腹部温感練習：第5公式「お腹が温かい」

額部涼感練習：第6公式「額が心地よく涼しい」

「公式」とは、心身ともにリラックスした状態で、心の中で繰り返し唱える言葉のこと。催眠状態になりやすいよう、短く端的な言葉でできている。

睡眠の質を高めるには、この7つのステップのうち「安静練習」から「四肢温感練習」までの3つの公式だけをマスターすれば大丈夫だ。

↓安静練習「気持ちが（とても）落ち着いている」

まずは「安静練習」から行う。これは自律訓練法のすべての段階の基礎となるものだ。

体に負荷がかからない楽な姿勢で、ゆっくりと呼吸をしながら、公式の「気持ちが落ち着いている」という言葉を、心の中で何度も唱える。

姿勢を整え、この安静練習を始めた段階で、心はすでに落ち着き始めている。その落ち着きを認め、しっかり感じ取ることが大切だ。

初めのうちは、「気持ちが落ち着いている」と唱えながらも集中し切れず、雑念が生まれてしまうことがあるかもしれない。しかし、気にすることはない。生まれた雑念は放置し、ひたすら「気持ちが落ち着いている」と唱え続けよう。

↓四肢重感練習「両腕、両脚が(とても)重たい」

続いて、両腕両脚の重さを感じ取る「四肢重感練習」に入る。

四肢重感練習は利き腕から始める。ほかの腕や脚と比べて、微妙な変化も敏感に感じ取れるからだ。

まずは利き腕全体にぼんやりと意識を向けながら、「利き腕が重たい」という公式を心の中で唱え続ける。右利きの人の場合、公式は「右腕が重たい」となり、左利きの人の場合は「左腕が重たい」となる。

筋肉や気持ちが緊張し続けている状態では、筋肉のコリやハリからくる不快感、痛みを感じとることができても、その部位そのものが持つ重さは感じにくい。**気持ちと体をリラックスさせ、力が抜けることで、腕と脚そのものの重さを自覚することができる**のだ。

利き腕の重さを感じられるようになったら、次は反対の腕に意識を向ける。そして「左腕（または右腕）が重たい」と公式を繰り返す。その後、両脚にも同じく意識を向け、公式を唱え続ける。

↓四肢温感練習「両腕、両脚が温かい」

四肢重感練習を終えたら、「四肢温感練習」に移る。睡眠の質を高めるための簡易版では、これが最後のステップとなる。

四肢温感練習も、「利き腕↓逆の腕↓両脚」の順番で意識を向けて進めていく。公式でいえば「利き腕（右腕または左腕）が温かい」↓「左腕（または右腕）が温かい」↓「両脚が温かい」の順番となる。

では、なぜ温かさを感じるのだろうか。

実は、筋肉の周りには多くの血管がある。筋肉が緊張して収縮すると、血管の中の血液が押し出される。反対に、筋肉が緩むと、血管が広がって、血液が流れ込んでくる。

血液はこのときに、酸素とともに熱を運んでくる。**自律訓練法によって気持ちと体がリラックスすると、筋肉が緩んで血管が広がり、手足が温かくなってくる**のだ。

手足が温かく感じるのは、緊張がほぐれ、体の隅々まで血液が行き渡った証拠なのである。

初めは、温かさや重たさを感じられるようになるのに各ステップ5分ほどの時間がかかるだろう。

しかし慣れてくれば、３ステップ全体を5分ほどで終えられるようになる。

最初は難しく感じるかもしれないが、時間をかけてじっくり取り組んでみよう。

自律訓練法ステップ① 安静練習

1 ふとんの上で あお向けに寝る

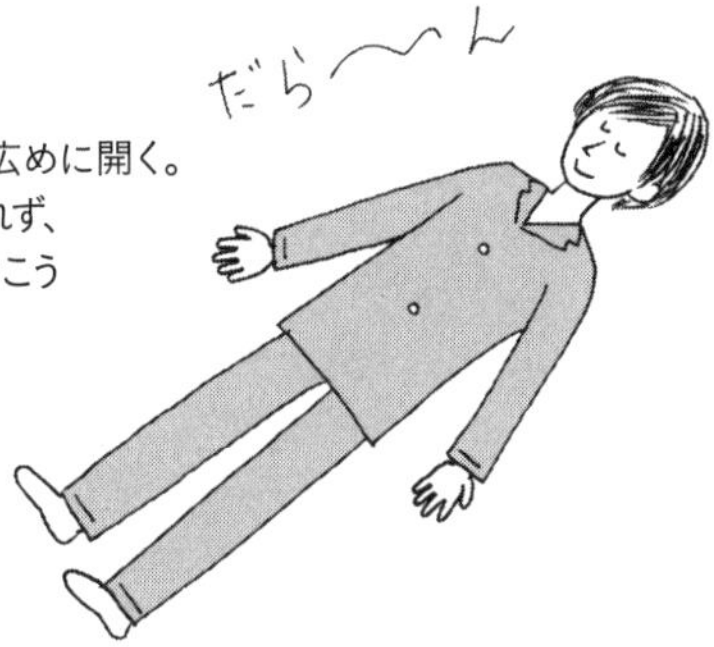

両腕両脚を少し広めに開く。
関節には力をいれず、
だらーんと力を抜こう

2 ゆっくりと呼吸をしながら、「気持ちが落ち着いている」と何度も唱える

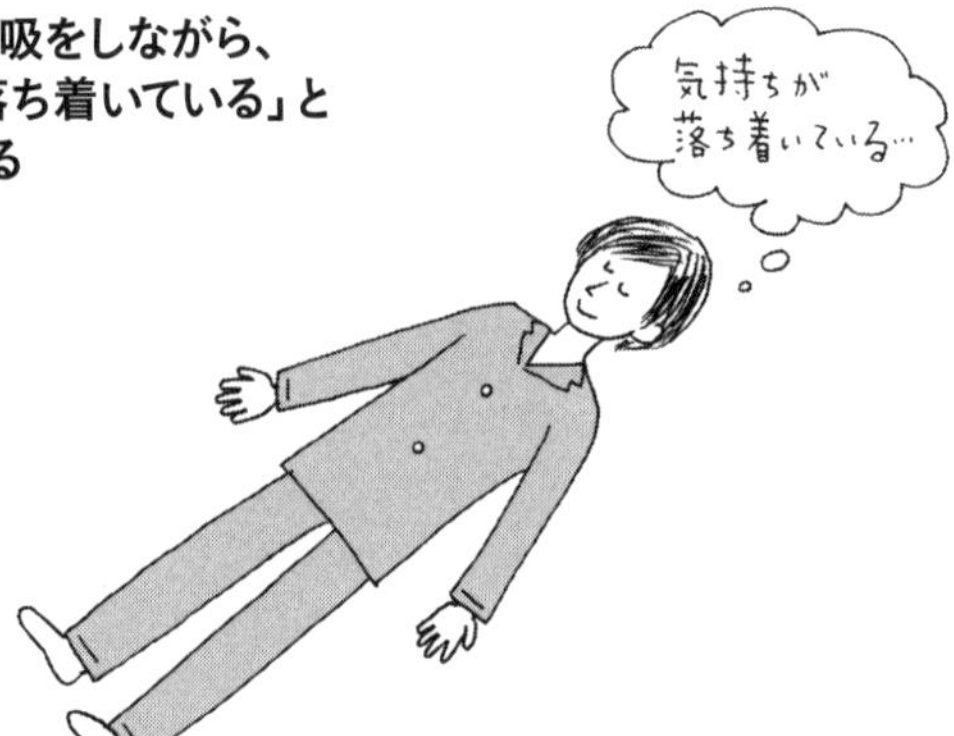

自律訓練法ステップ②　四肢重感練習

1 **利き腕全体にぼんやりと意識を向け、「利き腕が重たい」と心の中で繰り返し唱える**

右利きの人の場合、
意識を右腕に向ける

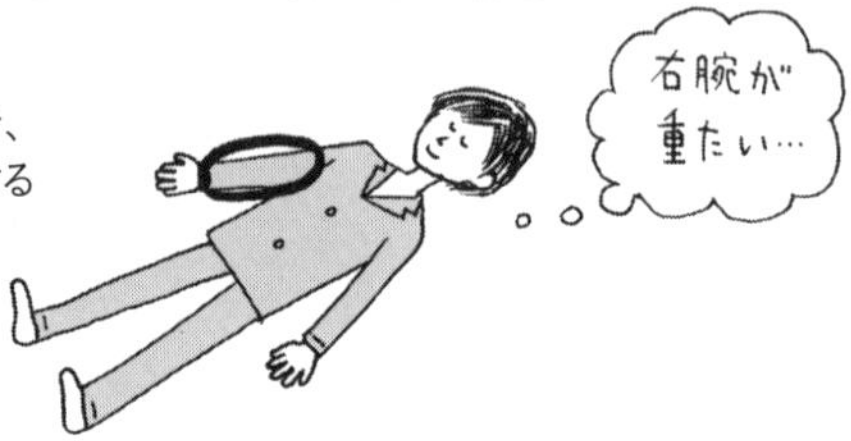
右腕が
重たい…

2 **利き腕の重さが感じられるようになったら、反対の腕にも注意を向ける**

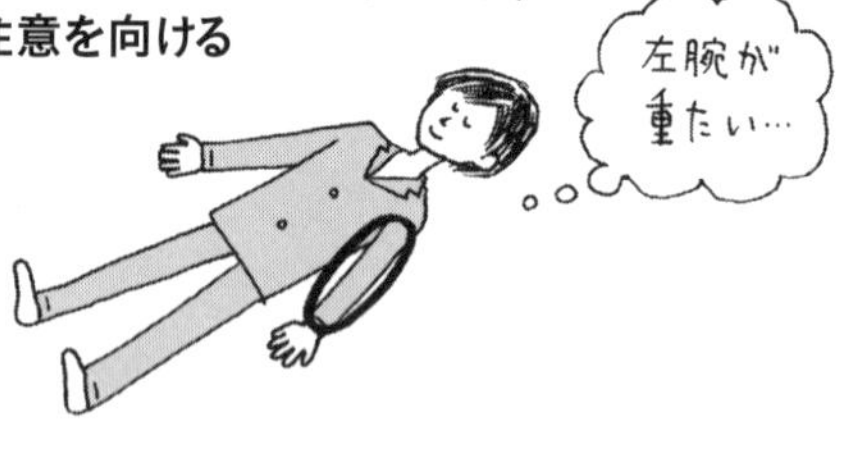
左腕が
重たい…

3 **両腕の重さが感じられるようになったら、次は両脚へと意識を向けていく**

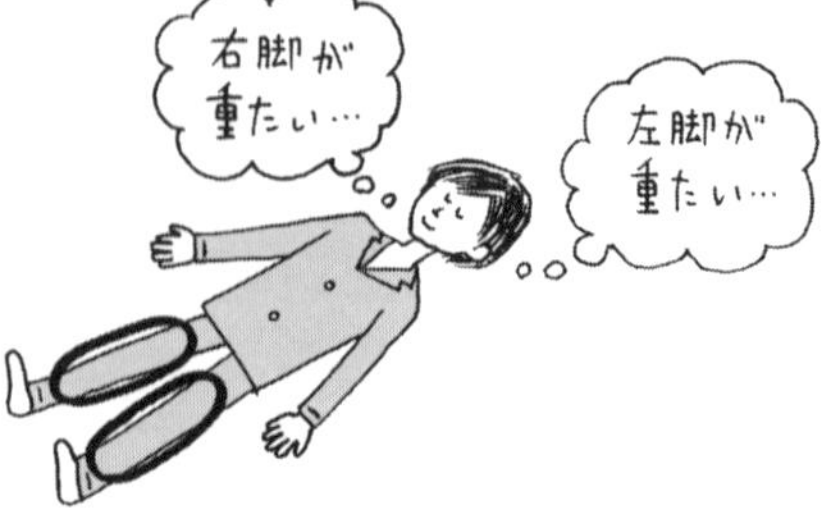
右脚が
重たい…
左脚が
重たい…

自律訓練法ステップ③　四肢温感練習

1 **利き腕全体に意識を向け「利き腕が温かい」と心の中で繰り返し唱える**

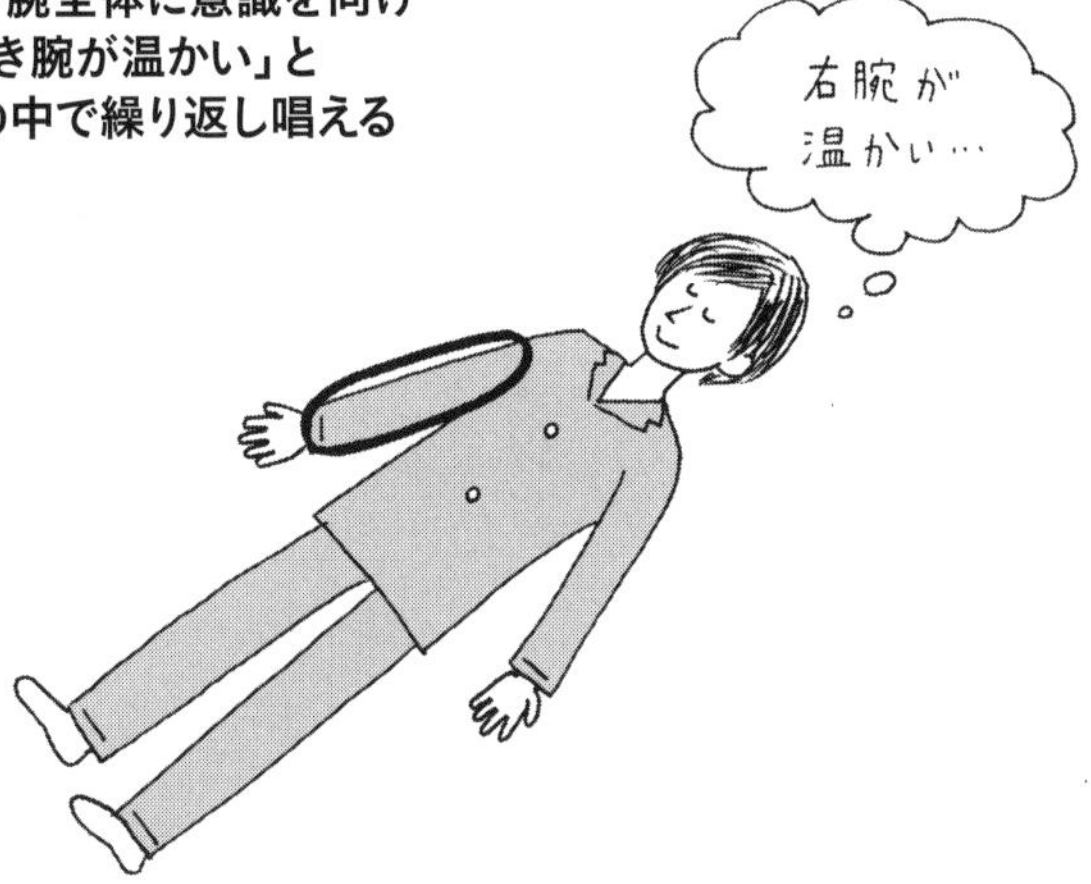

2 **利き腕に温かみが感じられるようになったら、反対の腕→両脚という順に意識を向け、実践する**

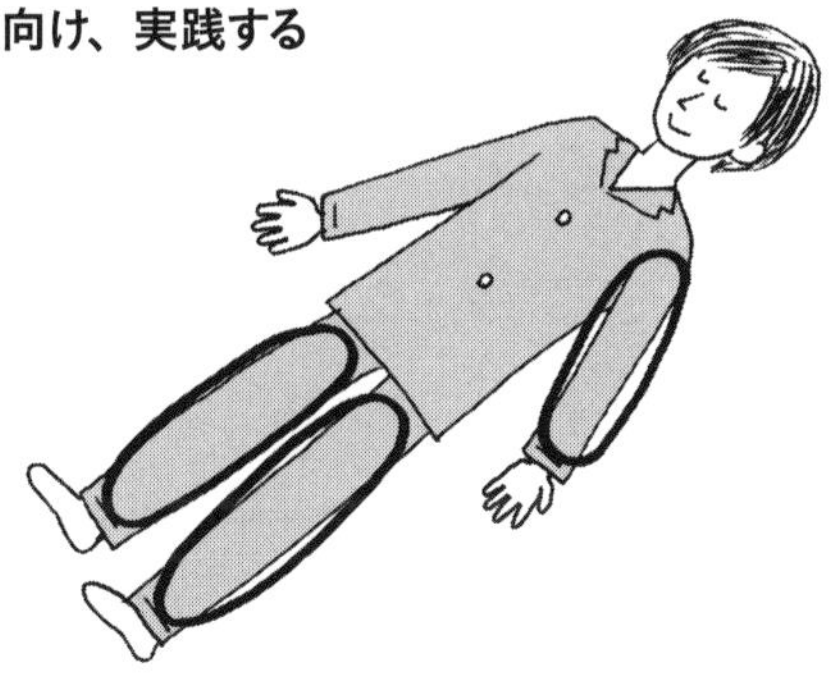

なぜ睡眠直前の食事は、睡眠の質を極端に落とすのか？

↓腹いっぱいで寝てはいけない

お腹がいっぱいになると眠くなるのなら、それを利用して寝る前に食事をとれば、すぐに眠りにつけると考える人もいるかもしれない。

たしかに、お腹いっぱいになると眠くなるのは事実だが、それは質のよい睡眠とはいえない。空腹状態に比べると、格段に質が悪くなる。

満腹状態になると、「満腹ホルモン」と呼ばれるレプチンが分泌される。レプチンには催眠効果があり、お腹がいっぱいになると眠くなるのはこの作用によるものだ。

しかし、レプチンの主な仕事は、睡眠に誘導することではない。レプチンの「本業」は、食べたものを消化するために胃腸を忙しく働かせること。その状態では脳や体は休まることはなく、睡眠に入っても浅い眠りにしかならない。

だから、眠る前に食事をとってはいけないのだ。

↓帰りが遅い人は夕食を2回食べる

食事をとってから、**胃腸の働きがひと段落するまで、約3時間はかかる**。そのため夕食は、遅くとも就寝3時間前に済ませておくのがベストだ。

また、脂肪分の多い食事は、消化に時間がかかってしまう。夕食では、脂肪分の多い肉類や揚げ物は控えたほうが好ましい。

どうしても小腹がすいてしまい、我慢ができない場合は、消化のいい食べ物をとるとよい。

また、残業などで夜が遅く、夕飯を就寝3時間前以降にしかとれない人は、間食をうまく使おう。

一度にドカ食いするのではなく、19時頃に一度、間食をはさみ、夜はスープなどの消化のよい軽めの食事をとるとよい。

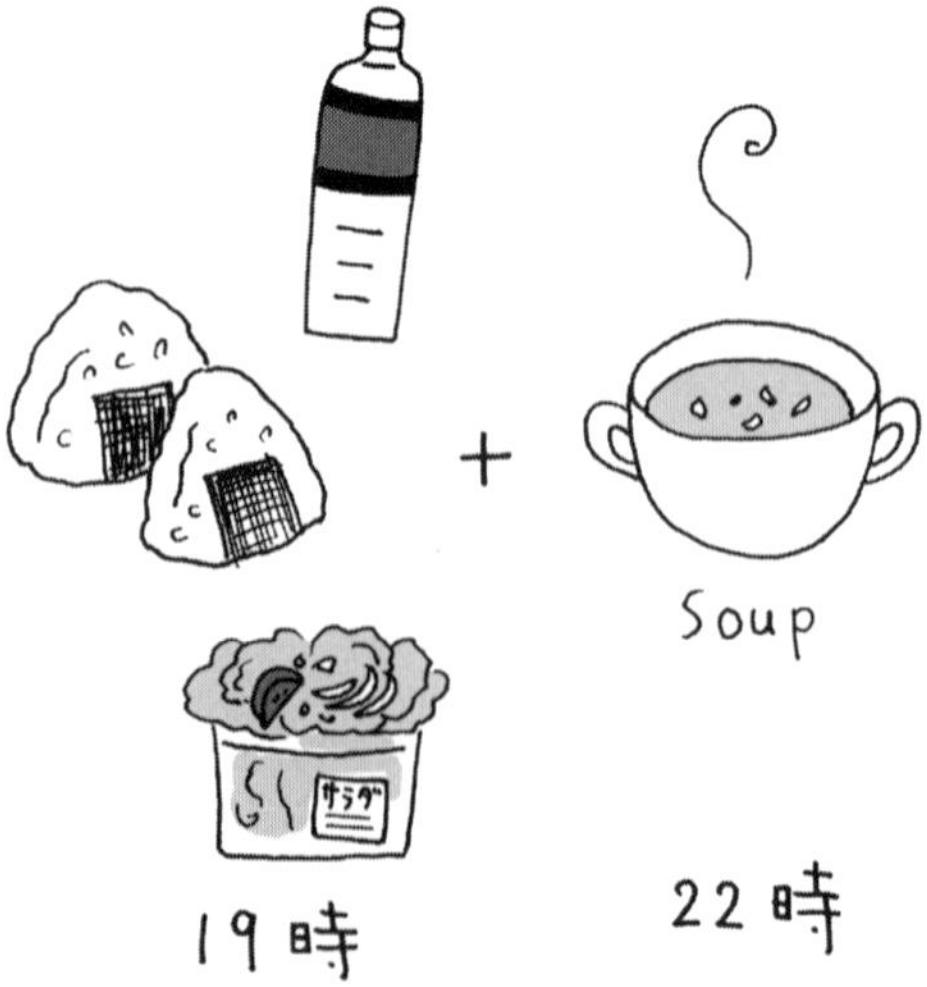

快眠は、枕とマットレスで決まる

↓寝返りを制する者が睡眠を制す

昨今の寝具の進歩は目覚ましい。ふとんだけでなく、枕やマットレスなど、快適な眠りを助けるさまざまな製品が開発されている。

CMやテレビショッピングでヒット商品が紹介されていると、つい手を出したくなってしまうが、ちょっと待ってほしい。

寝具はおいそれと買い替えるわけにはいかない大切なもの。自身の体格や骨格に合った寝具を、直接お店で試しながら、じっくりと考えて購入したい。

自分に合った寝具を見つけるために、最も重視したいポイントは、**「寝返りの打ちやすさ」**だ。

寝返りには、熱や湿気を放出して体温を調整することで心地よく眠れるようにしたり、血液や体液の循環をよくすることで体の回復に備えたり、一定部位だけに圧力がかかり、腰痛や肩こりが起きないようにしたりする効果がある。

寝返りを制する者が睡眠を制すといっても過言ではないくらい、睡眠にとって寝返りは重要なのだ。

→まずは、マットレスと枕を見直しなさい

寝返りがしやすいかどうかの最重要項目は、「マットレス」と「枕」だ。

まず、自宅のベッドで左のように基本姿勢をとり、左右に寝返りの動作をしてほしい。

このとき、上半身と下半身が一体となって動く場合、あなたは適切なマットレスと枕を使っているといえる。しかし、上半身と下半身それぞれがバラバラに動く場合は、どちらか片方が体に合っていない可能性が高い。

自分に合ったマットレス&枕を確かめる方法

・基本姿勢

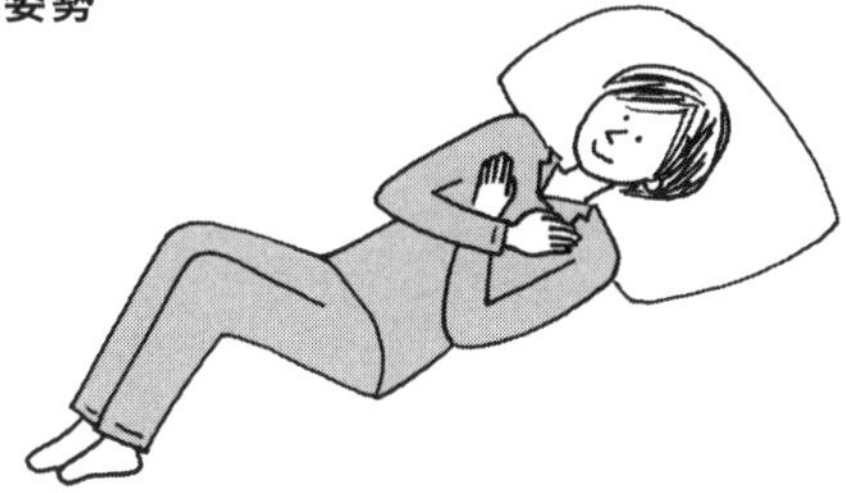

・上半身と下半身が
一体となって動けばOK

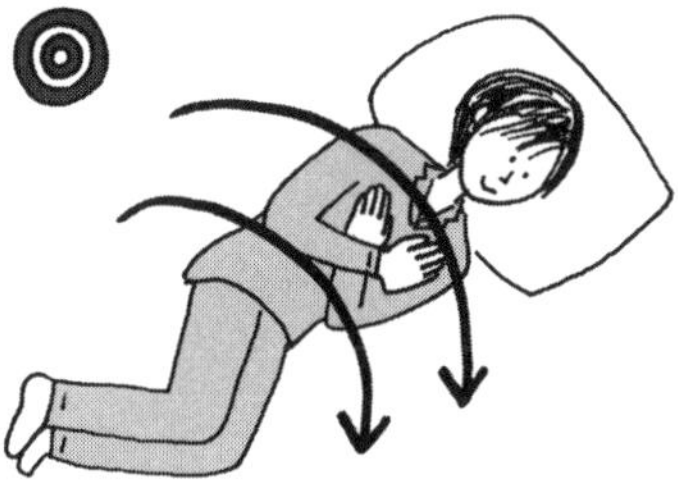

・上半身と下半身が
一体となって
動かない場合は、
マットレスか枕、
またはその両方を
見直す必要あり

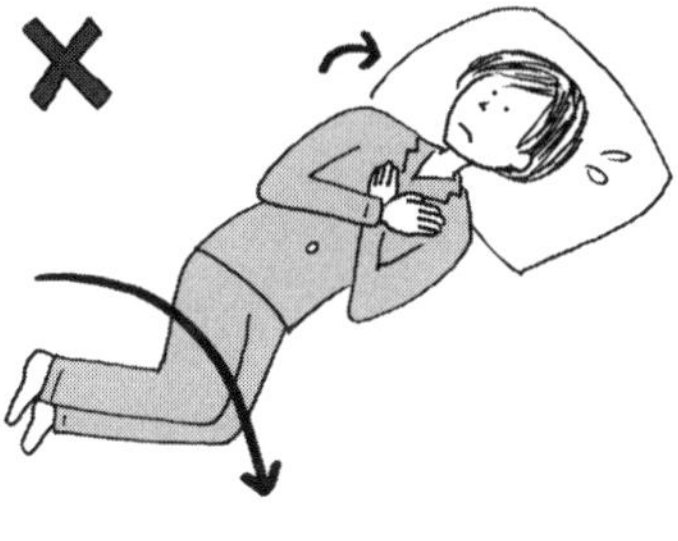

マットレスが合わない場合は、大きく2つの原因が考えられる。

まず、低反発マットレスを使用しているケースだ。低反発マットレスは、横になったときの姿勢が安定する半面、体をホールドしすぎてしまい、寝返りしにくくなってしまう。個人的には高反発マットレスのほうをオススメしたい。

もうひとつは、同じマットレスをずっと使っていて、マットレスが凹んでいる場合だ。マットレスの形にゆがみがでてしまっている。

これを予防するために、半年に1回は裏表をひっくり返したり、頭とお尻を逆にしたり、部分的な凹みができないようにしたい。凹んできたら、タオルなどで高さを補うのも効果的だ。

それでもやはり、5～10年に一度は買い替えるようにしたい。

↓自宅でつくれる高機能枕

また、枕も同様で、高すぎたり、低すぎたり、または固さによっても、寝返りの打ちやすさが変わってくる。実際にお店に足を運び、展示されてあるマットレスコーナーで、先ほどの方法を試し、上半身と下半身が同時に動くものを探したい。

また、枕の場合、横になったときに首が傾いていないかも重要だ。**横向きになったときに額、鼻、あご、胸のラインが一直線になっているかを確認**したい。

素材面では、夏は通気性のよいビーズやそば殻、冬は保温性の高いウレタンが合う。季節によって枕を変えることで、移り変わる四季に睡眠をフィットさせることができる。

もし自分に合う枕をなかなか見つけられない場合は、16号整形外科の山田朱織院長が提唱する「玄関マット枕」をつくることをオススメしたい。

つくり方は次ページのとおりだ。硬めの玄関マットとタオルケットを折るだけで、寝返りが打ちやすく、自身の体形、体格に合った枕をつくることができる。

枕は、額、鼻、あご、胸が一直線になるものを選ぶ

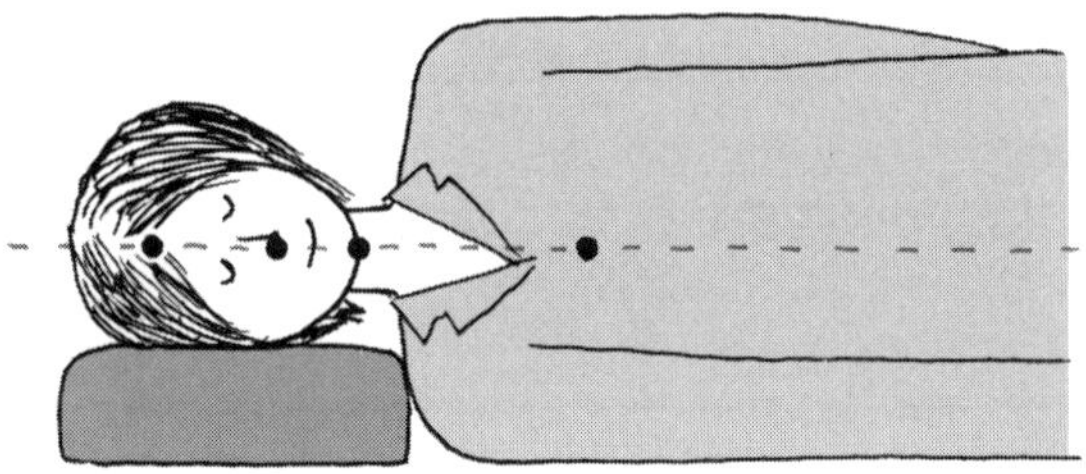

玄関マット枕のつくり方

用意するもの

- **玄関マット1枚**
  （裏地があり、硬めのものを選ぶ。大きさの目安は、横85cm×縦50cm）
- **大きめのタオルケット**
  （体全体を覆えるくらいの大きさで、毛足は短いものがよい）

1 玄関マットを、Z型に三つ折りにする

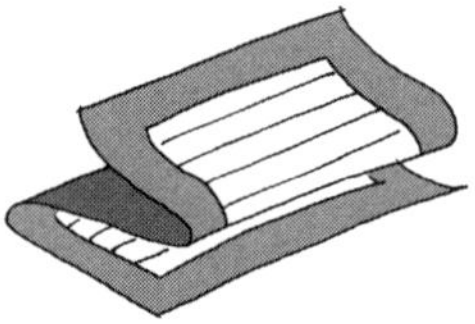

2 タオルケットを、縦に二つ降り→横に二つ折り→Z型に三つ折りにする

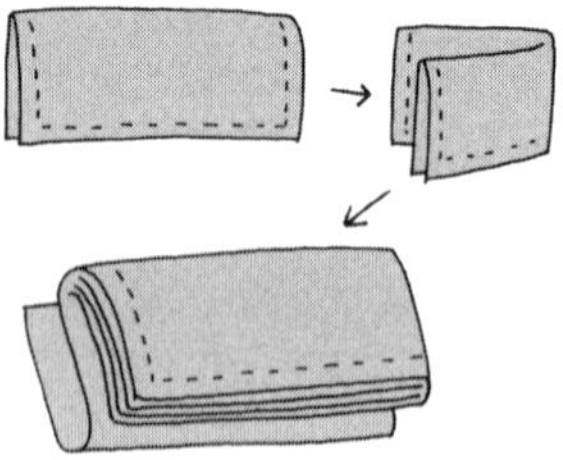

3 玄関マットの上に、タオルケットを重ねる

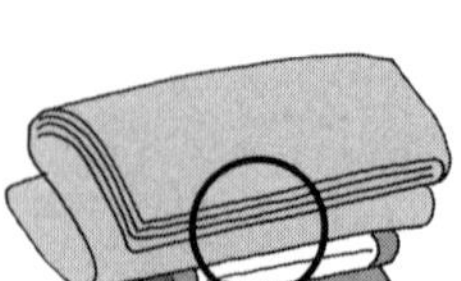

首に当たるほうのへりが
直角になるようにする

協力：山田朱織枕研究所

玄関マット枕の調整法

1 横向きの調整をする

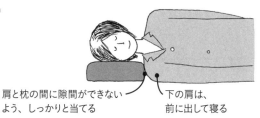

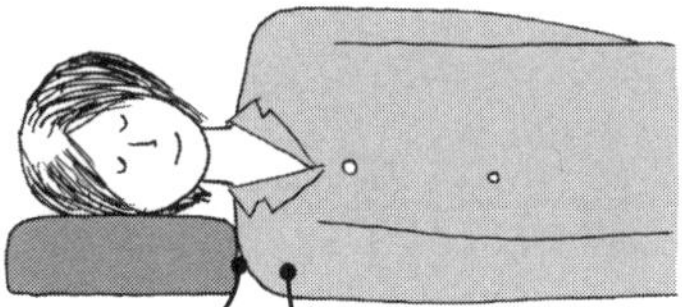
肩と枕の間に隙間ができないよう、しっかりと当てる
下の肩は、前に出して寝る

額、鼻、あご、胸が一直線になっているかを確認する（→113ページ）
・枕が高い場合：タオルケットの大きさを変えたり、
　　　　　　　　折り方を少なくするなどして調整する
・枕が低い場合：タオルを足すなどで調整する

2 あお向けの調整をする

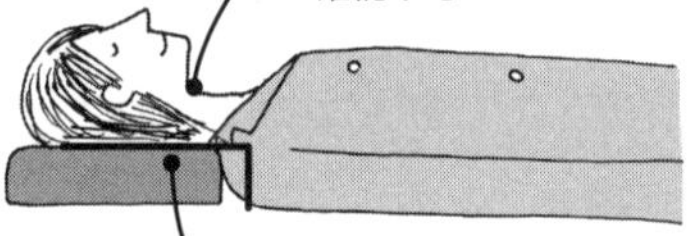
喉や首筋に圧迫感がないかを確認する
後頭部から肩にかけて力が抜け、リラックスできているかを確認する

3 スムーズな寝返りができるかを確認する（→111ページ）

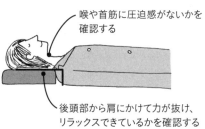

もっとぐっすり眠れる寝具の選び方・使い方

↓毛布は、上ではなく下に敷く

枕とマットレスが整えば、次は、掛けぶとんだ。

掛けぶとんは軽いものがよい。重い掛けぶとんでは、寝返りが打ちづらくなってしまうからだ。

素材は、**軽くて、保湿性と吸湿性をあわせ持ったものが望ましい**。**ベストは羽毛ぶとん**。吸湿性・放散性・保温性に優れている。ただ最近は、化学繊維のモコモコとした掛けぶとんもいいものが出てきている。店員と相談してみよう。

また、寒い冬には毛布を掛けると思うが、毛布は「ふとんと体の間」に掛けるより、「ふとんの上」から掛けるほうが保温効果は高まる。そのほうが、寝返りも打ちやすい。

さらに、あまり知られていないのが**「毛布の上に寝る」**という方法。寝ている間は、体の熱が下のほうに逃げやすいので、**毛布は「掛ける」より「敷く」ほうが、保温効果は高まる**のだ。

毛布を敷く場合、毛足の長いモコモコとした毛布では、寝返りが打ちづらくなってしまう。安物の毛足の短い毛布でよい。

↓色を変えるだけで、睡眠の質は変わる

夏場は涼感タイプのシーツや枕カバーが気持ちいい。ジェルの入っているものもある。寝ている間は体温が下がるのだが、夏の熱帯夜は体温が下がらないから、寝苦しくなるのだ。涼感タイプの寝具を使って体をひんやりさせ、ちょっとでも放熱させたほうがいい。

また、夏場はシーツの代わりにゴザを使うのもオススメだ。ひやっとして冷たいし、天然素材で体に優しい。いい香りもする。寝返りも抵抗がない。

目に見える部分であるシーツやカバーは、色にもこだわりたい。色には、人間の気持ち

をコントロールする力がある。政治家が、スピーチの内容や場所に合わせてネクタイの色を替えているのは有名な話だ。

ぐっすり眠るのに一番適しているのは「緑」。緑は副交感神経に作用し、気持ちを鎮め、興奮を抑えるように働きかける。

とくに、繊細でイライラしやすい人や、不安を抱えやすい人の気持ちを和らげることに抜群の効果を発揮する。また、高血圧気味の人の睡眠改善にも実績がある。

また、**「黄色」**もよい。イメージだけでは、かえって目が冴えてしまいそうな気がするが、黄色も高い睡眠効果を発揮する。

黄色には睡眠ホルモン・メラトニンの分泌を促進させ、深い睡眠を体にもたらす効果があるのだ。

さらに黄色には、判断力や思考力を高める効果もある。漠然とした不安や悩みごとが頭の中をめぐって眠れないということも、黄色い寝具によって解消するだろう。

そのほかでは、「青」も気持ちを鎮める定番の色。体温を下げる作用もあるので、夏に使うとより効果的だ。

寝酒・寝たばこがもたらす睡眠への悪影響

↓お酒は寝つきをよくしても、質を悪くする

私の患者さんで、「眠れないときにお酒に頼ってしまう」人がいた。お酒を飲んだ日はすぐに眠れるのに、飲まないと朝方まで眠れないのだという。

毎日寝酒をするのは体に悪いとわかっているから、週に1日は休肝日をつくろうとする。しかし休肝日は、ふとんに入っても眠くならず、目が冴えてしまってなかなか眠れない。だから結局、毎日、寝酒に頼ってしまう。

ここまで重症ではないにしても、「お酒を飲んだ日は寝つきがよい」と感じている人は多い。

アルコールに入眠効果があるのは間違いない。しかし一方で、睡眠の質を落とすデメリットもある。

↓アルコールが睡眠を妨げるメカニズム

アルコールが体内で分解されると、アセトアルデヒドという物質ができる。

このアセトアルデヒドは、睡眠の邪魔をして、眠りを浅くする作用がある。

お酒を飲んだ次の日の朝、いつまでも眠かったり、昨日の疲れがとれていない感じがするのはこのためである。


しっかりと眠りに入っているように見えて、実際にはその眠りは浅いのだ。


また、お酒を飲むと夜中にトイレに起きてしまう人も多いだろう。

これは、睡眠中にバソプレッシンという抗利尿ホルモンが働かないからだ。

私たちは、このホルモンのおかげで、睡眠中にトイレに行かなくてもすんでいる。

しかしアルコールには、このバソプレッシンの分泌を抑えてしまう作用がある。そのため、夜中にトイレに行かざるを得なくなり、睡眠が妨げられてしまう。

アセトアルデヒドの生成と、バソプレッシンの抑制。この両面から、アルコールは人間の睡眠を妨げる作用があるのだ。

お酒好きの人は、就寝3時間前までには飲み終えるようにしたい。0時に就寝するとしたら、21時がタイムリミット。

付き合いもあってなかなか難しいかもしれないが、3時間の猶予があれば、睡眠への悪影響をかなり小さくできる。

↓寝たばこは、入眠までの時間を5分延ばす

また、寝酒とともに、寝たばこの習慣も根強い。「就寝前の一服は、気持ちが落ち着いて寝つきがよくなる」ように思えるが、これも誤解である。

確かに、たばこに含まれるニコチンには、覚醒作用と鎮静作用の両方がある。この鎮静作用が強く働けば、深い睡眠の助けになりそうなものだが、残念ながら強く働くのは覚醒作用のほうだ。

ニコチンの体内での半減期は20〜30分。こちらも寝酒と同じく、何となく気持ちが落ち

着いて眠りやすいような気分になっても、就寝30分前からは、たばこを吸わないほうが、実際にはよく眠れる。

最近の実験では、**非喫煙者に比べて喫煙者は、ふとんに入ってから寝つくまでの時間が平均5分長く、浅い睡眠の割合が24%増え、深い睡眠の割合は14%減る**ということもわかっている。寝たばこも厳禁だ。

寝酒・寝たばこはNG

寝酒をすると…

・寝つきはよくなるが、睡眠の質は大きく下がる
・トイレに行きたくなって、夜中に目覚めることが増える
・アルコールによって舌の筋肉が麻痺し、
いびきをかきやすくなる
・アセトアルデヒドによって、
喉が渇き、夜中に目覚めやすくなる

寝たばこを吸うと…

・寝つくまでの時間が平均5分延びる
・浅い睡眠の割合が24％増える
・深い睡眠の割合が14％減る

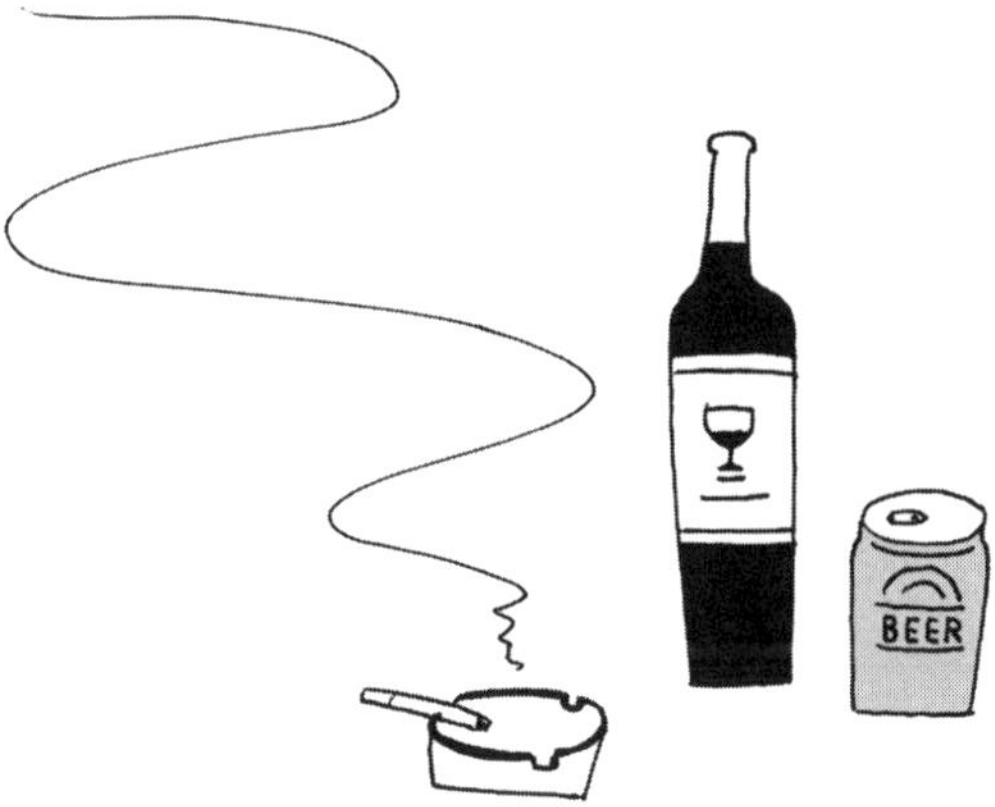

エアコンはつけっぱなし？それともタイマーでオフにする？

↓エアコンの夏冬ベスト設定

暑さや寒さが気になって、眠れない人も多いだろう。

真夏の熱帯夜。真冬の底冷えする夜。どちらも質の高い睡眠の強敵となる。

夏の寝室のエアコン設定温度は26℃がベスト。この温度が、パジャマを着たときに快適に眠れる上限だ。

できれば、エアコンはつけっぱなしで、朝までこの温度を保ちたい。

もし一晩中エアコンを使うのが気になる場合は、タイマーを3時間でセットしよう。

これは、本章の冒頭で触れた、睡眠の質を高めるために重要な「入眠から180分」の質を高めるためだ。

冷房は、直接、体に風が当たることのないように風向きを調整しよう。

一方の**冬は、16〜19℃の範囲がベスト**。これ以上室温が低いと、呼吸によって肺が冷やされる。結果、体温が下がりすぎて、睡眠の質が悪くなる。

寝室と居間が別の人は、その気温差にも注意したい。

暖かい居間から急に寒い寝室に入ると、交感神経が刺激されて目が覚めてしまう。結果、寝つきが悪くなる。

冬は、寝る1時間くらい前から、寝室の温度を16〜19℃に整えておきたい。

↓ 100円ショップで「湿度計」を買いなさい

温度と合わせて気をつけたいのが「湿度」である。

人間が最も快適に眠れる湿度は、50%前後。

梅雨や夏の湿度が高い時期は、80%を超えることも珍しくない。一方の乾燥する秋〜冬にかけては、湿度が30％ほどに低下してしまうこともある。

湿度計を買って、部屋の湿度を50％前後にキープできるようチェックしよう。湿度計は、100円ショップなどで売っている小さくて簡易なもので十分だ。

湿度が高い場合は、寝る前にエアコンの除湿機能を使って湿度を下げる。湿度が低いときは、室内に洗濯物や濡れタオルを干したり、加湿器を使ったりして、湿度を上げる。

観葉植物を置いておくと、植物が部屋の湿度を調整してくれるという実験結果もあるので、模様替えがてら、観葉植物を置いてみるのもよいだろう。

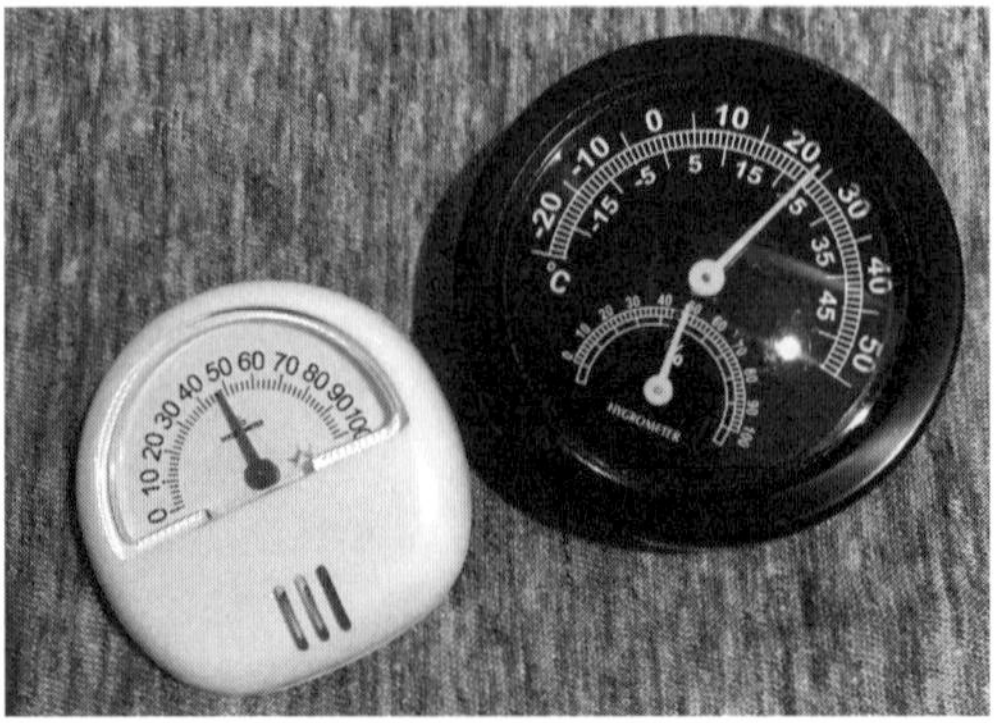

部屋着で寝てはいけない

↓部屋着がNGの理由

あなたは、普段どのような服を着て、寝ているだろうか。

Tシャツやジャージ、スウェットという人が多いのではないか。

しかし、そのような「部屋着」で寝てはいけない。睡眠の質が落ちる可能性があるからだ。

質の高い睡眠を得るためには、リラックスできる服装であることが重要だ。

そのためにはまず、体を締め付けないほうがよい。この点、部屋着は首元や袖口などを締め付けていることが意外と多い。

また、冷える時期に着る部屋着は、ふとんを掛けて寝るには厚手のものが多く、眠ってから体が熱を持ちすぎたり、ごわごわとした感覚を得て目覚めてしまうことも少なくない。

↓パジャマを着るだけで、夜中に目覚めない

パジャマと部屋着での睡眠効率の差について、興味深いデータがある。

ワコールとオムロンヘルスケアが共同で行った実験によると、スウェットやジャージなどの部屋着で寝た期間、夜中に目覚めた回数の平均は3・54回だった。

一方、パジャマを着用して寝た期間の回数は、平均3・01回となった。

パジャマ着用の有無で、夜中に目覚める回数が約15%も変わったのだ。

また、部屋着でふとんに入ったときの入眠までの時間が平均47分だったのに対し、パジャマ着用でふとんに入ったときの入眠までの時間は平均38分。約9分の時間が短縮されたこともわかっている。

↓睡眠の質を上げるパジャマの選び方

では、どのようなパジャマを選べばよいのか。

素材を選ぶうえで一番重要なのは「着心地」だ。肌に着けても心地よい素材を選びたい。

また、寝汗は夏だけでなく、冬もかく。汗をかくと蒸れるので、通気性がよく、汗を吸いとり、保温性にすぐれた素材がよい。

コットンやシルク素材のパジャマはこれらの条件をクリアしており、オススメできる。

多少、値は張るかもしれないが、毎日使い、直接肌に触れるもの。どうせならいいものを使いたい。


また、パジャマはこまめに洗濯しよう。いいパジャマを買っても、寝汗や皮脂がついたまま、衛生的ではない状態で着用していては意味がない。

汚れてくると、吸湿性・吸水性が落ちる。すると、体から出る熱や汗がうまく放散されず、眠っている間にうまく体温が下がらない。結果的に睡眠の質が落ちてしまうのだ。冬でも2～3日に一度は洗うようにしたい。

絶対に眠ってはいけない〝魔の時間帯〟

↓ 20時過ぎの居眠りは絶対NG！

一日のうちで、人間が眠るのに最も不向きとされている時間帯がある。それが「睡眠の2～4時間前」だ。0時に寝る人ならば、20～22時の2時間である。

この時間帯は、帰りの電車の中でウトウト……という人も多いのではないだろうか。

しかし、**絶対に寝てはいけない**。肝心の夜に眠れなくなったり、夜の睡眠の質を大きく落としてしまうおそれがあるからだ。

人間の体は体温が高くなると活動的になり、低くなると動きが鈍くなるという性質がある。つまり、体温が下がっている時間帯に眠るのが一番自然なのだ。

しかし**「睡眠の2〜4時間前」は、一日のうちで最も体温が高い時間帯。**仕事の疲れや電車の揺れの心地よさにまかせて眠ってしまうと、体内時計のリズムに狂いが生じてしまう。結果として、入眠してから180分の間に目覚めてしまうことが多くなるなど、睡眠の質の低下を招いてしまう。

そもそも、体温が高く眠りづらいはずのこの時間に眠くなるのは、日ごろからの睡眠不足が原因。睡眠の質を高め、睡眠不足を解消したい。

↓ 睡眠2〜4時間前にすべきこと

もしもこの時間帯に眠気に襲われてしまったら、ぐっと我慢して、スマートフォンでメールをチェックしたり、ニュースをチェックしたりして、眠気を吹き飛ばそう。

また、体温と睡眠の関係を考えれば、**睡眠の2〜4時間前にしっかりと体温を上げておけば、肝心の夜に眠りやすくなる。**

体をしっかりと温めれば、眠気が覚めるとともに、本来眠るべき時間に向けて、体温はスムーズに低下する。一石二鳥だ。

オススメは、ウォーキングや入浴。運動や入浴をすると、血行がよくなる。手足の血行がよくなるということは、脳や内臓の血液が手足にしっかり流れ、そこから熱が放散され、深部体温（体の内部の温度）が下がるということだ。

とくに、健康のためにもこの時間に運動することはオススメできる。体温が高いときは覚醒度が高く、体の運動能力も高まっているからだ。ケガもしにくい。オリンピックの決勝が夜に多いのは、このような理由もある。

きっちりとこの時間帯に体温を上げることで、夜は眠りやすくなる。

睡眠2～4時間前に、しっかりと体温を上げる

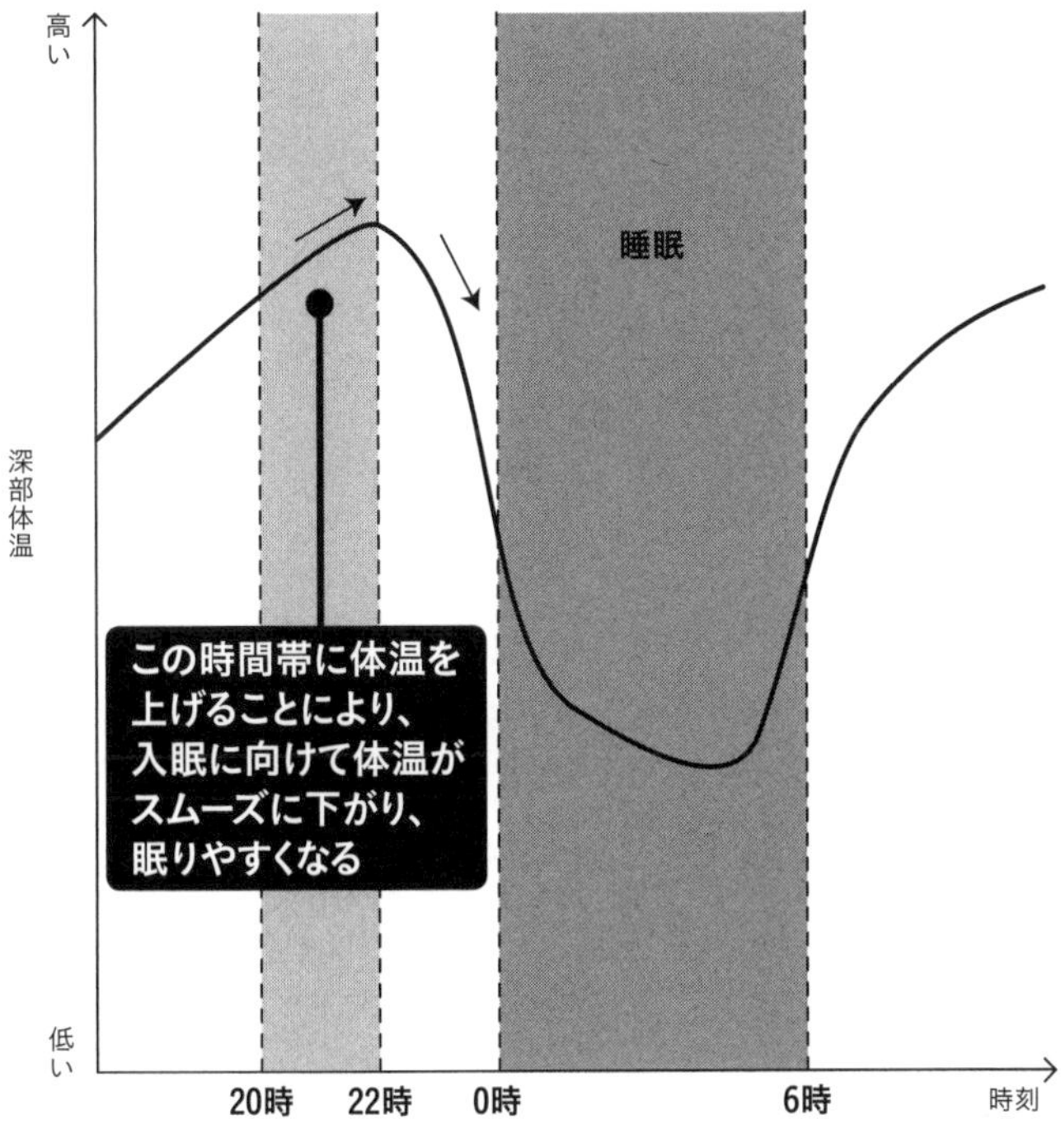

それでも改善しないときに疑いたい
睡眠の病気とは？

↓ 生活習慣がつくりだした「時差ボケ」

ここまで述べてきた「睡眠の質を上げる技術」を使っても、寝つきがよくなかったり、熟睡感を得られなかったり、日中に頭がボーッとしてやる気が起きなかったりする場合には、睡眠の病気も疑われる。代表的な病気をいくつか挙げるので、気になる症状があるならチェックしてみよう。

長期休暇明けなどに多く現れるのが「睡眠相後退症候群《すいみんそうこうたいしょうこうぐん》」だ。

これは、睡眠時間が日常生活を送るのに適した時間帯よりも、遅い時間帯で固定されてしまっている状態のこと。夜更かしを続けていたために、体内時計の「睡眠」のプログラムが遅い時刻に設定されてしまったのだ。いわば「セルフ時差ボケ」のような状態である。

自覚症状としては、休み明けに学校や会社へ行くために早い時刻に起きると「頭痛や頭の重さを感じる」「食欲がなくなる」「なんとなく体がだるい」「集中できない」「眠気がとれない」などだ。

早めに対処をしないと、症状が数か月〜数年も続いてしまうことがある。また、体調不良が慢性的に続くことで、自信がなくなったり気持ちが落ち込んだりして、抑うつ症状につながってしまうこともある。

対応策としては、**起床時刻をしっかり定め、夜は思い切って「眠くなるまで、何時になろうとふとんには入らない」という時間療法が有効**だ。

「朝6時に起きる」ということだけ定め、深夜2時になっても3時になっても、眠くならないうちはふとんには入らない。

すると、たとえその日の睡眠時間が1時間半ほどしかとれなくても、睡眠時間が足りないために、翌日の夜にはしっかり眠くなる。眠くなったら早めに寝て、また朝6時に起きる。起床時刻を定めたまま1週間ほどたったころには、体内時計は元のリズムに戻っているはずだ。

↓睡眠の質が極端に落ちる「睡眠時無呼吸症候群」

「いびきがひどい」「夜中に何度も目が覚める」「日中に極度の眠気がたびたび襲う」などの症状がある場合は、「睡眠時無呼吸症候群」の疑いがある。

睡眠時無呼吸症候群とは、眠っているときに呼吸が止まる「無呼吸」や、呼吸の回数が減少する「低呼吸」のために、睡眠障害が起こってしまう病気である。

無呼吸の何が悪いかといえば、**睡眠時に無呼吸になると、その瞬間に覚醒状態に切り替わってしまう**こと。これにより睡眠の質が下がり、慢性的な睡眠不足に陥る。

時間的には長く眠っているので、患者の多くは睡眠不足の自覚はない。しかし、日中、極度の眠気が襲い、居眠りをしてしまうのが特徴だ。

しっかりと睡眠時間を確保しているのに日中の眠気がひどい場合は、早めに医療機関を受診しよう。

軽症のうちは、マウスピースや市販の「いびき解消グッズ」の使用で症状が軽減されることが多い。

↓日本人の200万人が悩む2つの睡眠障害

そのほか、聞きなれない病気ながら多くの人を苦しめているものに「むずむず脚症候群」と「周期性四肢運動障害《しゅうきせいししうんどうしょうがい》」がある。

むずむず脚症候群の症状は、脚を虫が這《は》っているような、むずむずとした違和感だ。ふとんの中でも、脚にむずむずとした感触を覚え続け、じっと横になっていることがつらくなり、脚を動かしたり手で掻いたりしてしまう。

寝つきが悪くなってしまうことはもちろん、夜中に起きて再び眠りにつけないという害を引き起こす。

周期性四肢運動障害は、眠っている間に、30秒前後の周期で数秒間、意図せずに足首を動かしてしまう病気だ。こちらも眠りを妨げる。

むずむず脚症候群と周期性四肢運動障害は、80%以上の人が併発しており、日本では潜在的に２００万人以上が苦しんでいるという報告がある。

脚がむずむずして眠れない自覚がある場合は、早めに医療機関を受診しよう。

STEP 2 のまとめ

睡眠の質を上げる技術　ToDoリスト

- □ 睡眠の質がよくなる「グリシン」「トリプトファン」「GABA」をとる
- □ ストレスが強い人は、「自律訓練法」を実践する
- □ 夕食は、就寝3時間前までに食べる
- □ 寝返りの打ちやすい枕とマットレスを選ぶ
- □ 枕は、横を向いたときに、額、鼻、あご、胸のラインが一直線になるものを選ぶ
- □ 掛けぶとんは、軽くて、保湿性と吸湿性をあわせ持つ素材を選ぶ
- □ 毛布は、「ふとんの上から掛ける」もしくは「下に敷く」
- □ 寝具の色は、ぐっすり眠れる「緑」「黄」「青」から選ぶ
- □ 寝酒、寝たばこをやめる
- □ エアコンはつけっぱなし、もしくは3時間タイマーで、夏は26℃、冬は16～19℃に設定を
- □ 湿度計を買って、寝室の湿度を50%前後に保つ
- □ 部屋着ではなく、パジャマを着て寝る
- □ 睡眠2～4時間前は絶対眠ってはいけない
- □ これらをやっても改善しないときは、医師に相談する

STEP

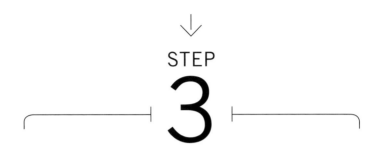

3

5つの「仮眠」で、一日中、疲れ知らずになる

人間は一日に複数回眠るようにできている

↓多くの動物が「一日に複数回」眠る理由

ここからは、あなたの日中のパフォーマンスを劇的にアップする「仮眠」について話を移す。

仮眠に、日中の生産性を上げる効果があることは、あなたも耳にしたことがあるだろう。

そもそも、なぜ仮眠が必要かといえば、**人間本来の睡眠のとり方は「多《た》相《そう》睡眠」である**からだ。多相睡眠とは、一日の睡眠を何度かに分けてとる方法だ。現在、この地球上に生きている多くの動物が、多相睡眠の形をとっている。

一日に一度だけしか眠らないのは、ライオンのような、食物連鎖の頂点に立つ、強い動物だけである。

それ以外の動物は、眠っている間に外敵に襲われることを避けるため、一度に長い睡眠をとることができない。短い睡眠を何度か繰り返しながら、必要な睡眠時間を確保している。

そしてもともと人間も、一日の睡眠を2、3回に分けてとっていた。

中世ヨーロッパでは、外が暗くなってからまず一度目の睡眠をとり、深夜2時ごろに起きて活動。そして再び、早朝4時ごろに眠りにつくのが習慣だったそうだ。

一日に一度、長い眠りをとるのが睡眠の基本ととらえるようになったのは、照明器具が誕生してからである。

↓睡眠を分けてとると、パフォーマンスが上がる

すっかりその習慣が薄れてしまった人間の多相睡眠だが、今でもこの睡眠法を活用している人たちがいる。単独外洋ヨットレーサーだ。ヨットレーサーは、ひとたび海に出たら、昼も夜も関係なくヨットを操らなければいけない。そのため、一度に長時間の睡眠をとらず、短時間に分けて睡眠をとっているのだ。

2週間以上かけて行う外洋ヨットレースで、のべ54艇、99人の睡眠を分析した研究では、1回に4時間眠って8時間起きることを繰り返すレーサーと、短時間睡眠を複数回に分けてとるレーサーがいた。そして、順位の高いレーサーのほとんどが、短時間睡眠を複数回に分けてとるタイプだったことも明らかになっている。

このことからも、多相睡眠は、決して人間にとって特別なものではなく、むしろパフォーマンスが上がる睡眠法だとわかる。

つまり仮眠も同様に、人間本来の体内時計の理にかなった睡眠のとり方であり、いたって自然なものなのだ。

これまで常識とされていた、

- 夜は、長時間眠らなければいけない
- 昼間は、決して寝てはいけない

というほうが、よっぽど人間の体にとって不自然だ。

夜の睡眠時間を減らし、昼にしっかり仮眠をとる。この繰り返しは、忙しい現代を生きる我々にとって、**人間本来の睡眠リズムを取り戻す**宣言だといってもよい。

世界の一流企業が、こぞって「仮眠」を取り入れている理由とは？

↓「NASA」も認めた仮眠の驚くべき効果

仮眠は、ショートスリープによって不足した睡眠を補うばかりでなく、午後のパフォーマンスを最大限に高める効果がある。極端にいえば「朝イチ」の覚醒度が終業まで続くのだ。仮眠を効果的にとれば、栄養ドリンクに頼る必要もなくなる。

仮眠の研究は近年、急速に進んでいる。

代表的なのはNASA（アメリカ航空宇宙局）が、宇宙飛行士の睡眠について行った実験だ。この実験によると、**昼に26分間の仮眠をとった結果、認知能力が34％上昇し、注意**

力も54%上がったという。

さらに、グーグルやアップル、マイクロソフトといった世界の一流企業も、仮眠スペースや快眠マシンを導入し、仮眠を推奨している。

アップルの創業者であるスティーブ・ジョブズは、かつて「仮眠ができないような会社には来たくない」という言葉を残した。発明王のトーマス・エジソンも、夜の睡眠こそ一日4時間程度だったものの、その代わりに昼寝を1~2回とっていたのだという。

仮眠は認知能力や注意力だけでなく、創造力をも高める。**昼間の眠気は、脳の疲れの表れ。**脳機能が低下しているために、斬新なアイデアや自由な発想が生まれにくくなる。

仮眠を推奨する企業がIT業界やエンターテインメント業界に多いのは、斬新なアイデアや自由な発想を求められるという環境も影響しているのだろう。

世界の一流企業は、仮眠による創造性アップを期待しているともいえる。

また、脳の疲れをとることで、記憶力がアップすることも実証されている。一日中勉強に励む受験生にとっては、日中の仮眠は大きな助けになる。

↓仮眠が、午後のイライラを軽減する

仮眠には、脳をクールダウンさせる効果もある。ストレスを軽減するのだ。

朝からフルスロットルで働き続けると、昼過ぎには脳がオーバーヒート状態になることも少なくない。

すると、ケアレスミスが増えたり、ちょっとしたことでイライラしてしまう。

「さっきから電話に出てるのは自分だけだ。ほかの人も電話に出ろよ」

「ああっ。またミスした」

「それはそっちの仕事だろう。なぜ自分がやらなければいけないんだ」

このような些細《ささい》なイライラが、さらに脳を追い詰め、疲れさせる。

必要なのは、思い切った仮眠だ。それも、イライラしているという自覚症状を持つ前の「先取り」の仮眠が必要になる。早めの仮眠で、**一度、脳をクールダウンさせれば、つまらないことでイライラすることも少なくなる。**

さらに、昼の仮眠は健康にもよい影響を及ぼすという実験結果がある。

２００７年にギリシャ・アテネ大学のデミトリオス・トリホプロス博士が、昼寝と心臓病発症との関係性について調査を行った。

ギリシャの成人を対象としたこの調査で、**週に3回以上、30分間の昼寝をすると、心臓病によって病死するリスクが37％低下する**ことがわかったのだ。午後に仮眠をとると、血圧が下がるため、心臓病や脳梗塞、糖尿病の防止にもつながると考えられている。

パフォーマンスを高めるだけでなく、健康にもいい仮眠。とらない手はない。

↓時間と場所がなくても、仮眠はできる

ここまでで、仮眠の有用性はわかっていただけたことだろう。

しかし、

- 仕事が忙しくて、仮眠をする時間がない
- オフィスでは、人の目を気にしてできない

そんな理由で仮眠ができないと思っている人もいるかもしれない。

そこでお伝えしたいのが、**1分も時間がない、仮眠をとるスペースがない人でも、実践できる仮眠である。**

実は仮眠にも、複数の種類がある。それぞれの都合に合わせて、取り組みやすいものを実践すればよい。私がオススメする仮眠は次の5つだ。

①ナノ・ナップ（一瞬～数秒の仮眠）
②マイクロ・ナップ（1分ほどの仮眠）
③ミニ・ナップ（10分ほどの仮眠）
④パワー・ナップ（20分の仮眠）
⑤ホリデー・ナップ（90分の休日の仮眠）

次項から、詳しく紹介していこう。

ナノ・ナップ（一瞬〜数秒の仮眠）

↓一瞬、目を閉じるだけで脳が冴えわたる

１９６５年、アメリカのランディー・ガードナーという高校生が、睡眠の専門家の立ち会いのもと、断眠に挑戦した。

結果は、２６４時間12分の断眠に成功。ギネスブックにも認定された。

彼は、早朝などの眠気がひどいときに、「目を休ませたいだけなんだ」と言って、数秒ほど目を閉じていたという。

このとき彼は、意図せず、一瞬〜数秒の仮眠をとっていたと考えられる。

この一瞬〜数秒の仮眠を「ナノ・ナップ」という。

その実践は簡単で、横にならず、座ったままの姿勢で目を閉じ、数秒だけ視覚情報を遮断するだけでよい。**たとえ数秒、目を閉じるだけでも、脳は休まり、頭は冴えわたる。**

時間やスペースを確保しなくてもできるので、会社のデスクでも実践可能だ。もちろん、電車やバスの中、レストラン、喫茶店などでもできる。

ナノ・ナップは、「マイクロ・スリープ」を意図的にとることが目的だ。

マイクロ・スリープとは、睡眠不足がたまり、脳の神経細胞が壊れてしまうギリギリの段階で起きる現象。

仕事中や会議中に、起きているつもりでも一瞬意識が飛んでガクッときたり、目は開いているのに呼び掛けに反応しなかったりするときは、マイクロ・スリープが起きている。

自分の意思とは関係なく、脳がその働きを数秒止めることで、脳細胞を守っているのだ。このマイクロ・スリープを意図的にとる仮眠が、「ナノ・ナップ」である。一瞬〜数秒、目を閉じるだけで、あなたのパフォーマンスは向上する。

実践後は、伸びをしたり深呼吸をしたりして体を動かし、眠気を払えば、脳と体は復活する。クリエイティブな作業をしているときに、とくに効果がある仮眠だ。

マイクロ・ナップ（1分ほどの仮眠）

↓眠気を「先取り」しながら、脳の情報を整理する

「マイクロ・ナップ」は、ナノ・ナップよりもちょっと長い、1分程度の仮眠だ。

マイクロ・ナップのポイントは、**「強い眠気を感じる前にとる」**こと。眠気を「先取り」するイメージだ。

強い眠気が襲ってきてから目を閉じて頭を休めると、1分では起きられない可能性がある。「この先、眠くなりそうだな」というタイミングで目を閉じるのが、マイクロ・ナップをとるベストタイミングだ。

効率的にマイクロ・ナップをとるには、姿勢を整える必要がある。

椅子に深くかけ、背もたれにも思いきりもたれかかる。あごは引いて、首を安定させる。両手は胸の前か、もしくは足の上で組む。あるいは、ひじ掛けや机の上にのせる。ひざと足首は90度に曲げ、足の裏を床にしっかりつける。

この姿勢で1分間、目を閉じることにより、マイクロ・ナップの効果を最大限に得ることができる。

1分間、視界を遮《さえぎ》ることにより、脳の情報が少し整理される。マイクロ・ナップを終えて目を開けると、先ほどまで見ていた視界が鮮やかになっていることに気づくはずだ。これは仮眠によって覚醒度が高まり、脳が冴えてきた証拠である。


目覚めたら、**前向きな言葉を自分にかけるとさらに効果が上がる。**

これはSTEP1のモヤモヤノートの項目でも説明した「人間は頭の中で考えるより、口に出してアウトプットしたほうが認識しやすい」という効果を利用するものだ。

「いやーすっきりした！　体力も回復した！」「なんだか頭が冴えてきたぞ」と自分を励まそう。

ミニ・ナップ（10分ほどの仮眠）

↓疲労回復だけでなく、論理的思考力も上げる「10分チャージ」

アメリカ大統領だったJ・F・ケネディが、一日に何度かとるように習慣づけていたというのが10分程度の仮眠「ミニ・ナップ」だ。

ミニ・ナップには、**眠気や疲労感の解消だけでなく、論理的思考力や車の運転技術なども向上する**という実験結果が出ている。より質の高い回復ができるのがミニ・ナップなのである。

10分間の仮眠をとるためには、まず場所を選ばなければいけない。安定した姿勢がとれればどこでもよい。

オフィスのデスクでもいいし、カフェや電車の中であれば、同僚の目も気にすることなく、精神的にもゆったりできる。

ネクタイや首元、袖口のボタンなど、体を締め付けているものを緩めておくと、より効果的だ。

ミニ・ナップから目覚めたら、大きく伸びをして、口をあんぐりと開けてあくびをしよう。筋肉が引き伸ばされることで、その信号が脳に伝えられ、覚醒度が上がる。

加えて、窓際や屋外で日光に当たったり、冷たい水で顔を洗ったりして、しっかりと眠気を除去すると、シャキッと現実に戻れる。

パワー・ナップ（20分の仮眠）

↓時間のある人は絶対にやりたい「15時までに20分」の仮眠

ここまでは一瞬～10分程度でとれる仮眠を紹介してきたが、仮眠の基本は、**「15時までに20分」**だ。一日20分程度の仮眠をとれれば、その後の疲労感やパフォーマンスは見違えるほど変わってくる。

ある程度の時間を確保できる人は、ぜひこの20分の仮眠「パワー・ナップ」を実践してほしい。

「15時まで」に仮眠を終えたほうがよい理由は、夜の睡眠を妨げないため。そして「20

分」が基本になっているのは、浅い睡眠の段階で目覚められるようにするためだ。

一般的に、深い睡眠に入るまでの時間は、10〜40代で20分、50代以降は30分ほどかかる。**20分程度の仮眠ならば、どの年代の人でも、浅い睡眠の時間内で目覚められる**というわけだ。


パワー・ナップをとるときも、横にならないほうがよい。ソファーや長椅子に横になってしまうと、すぐに深い眠りに入ってしまうおそれがある。

午後の早い時間は、体内時計の「小さな眠気のヤマ」にあたる時間帯のため、なおさら注意したい。

椅子に深くもたれかかるか、机に突っ伏して眠るのがよい。寝ているところを人に見られるのが嫌な人は、トイレの個室にこもるのも手だ。

パワー・ナップをとる場合は、直前にコーヒーや紅茶などでカフェインを摂取しておこう。ちょうど目覚めるころにカフェインの覚醒効果が表れ、すっきりと目覚めることができる。

ホリデー・ナップ(90分の休日の仮眠)

↓休日の「寝だめ」は、むしろマイナスである

朝、目が覚めたけど、まだ眠い……。

でも、今日は休日。いつものように、無理に起きる必要はない。今日は予定もないから、しっかりと「寝だめ」しておこう――。

休日に、そのような睡眠のとり方をしてしまう人も多いだろう。

しかし、睡眠をいたずらにたくさんとっても、平日の疲れを回復させることはできない。

溜《た》まった睡眠不足を、専門的には「睡眠負債」と呼ぶ。**睡眠負債は、一度たくさん眠っ**

ただけでは返済することができないのだ。

それどころか、休日の起床時刻を平日から2時間以上遅らせてしまうと、体内時計の調節が狂い、休み明けに起きるのがいっそうつらくなってしまう。

↓平日の睡眠負債を返済する「ホリデー・ナップ」

休日は、長く何時間も眠るより、いっそいつもと同じ時間に起きてしまって日中に仮眠をとるほうがよい。

休日に適した仮眠に「ホリデー・ナップ」がある。

ホリデー・ナップでとる睡眠時間は90分。ノンレム睡眠とレム睡眠の周期1回分だ。

ホリデー・ナップも、平日のパワー・ナップと同じく、15時までにとるようにしたい。予定のない休日は早めにランチを食べ、13〜15時の間でホリデー・ナップをとると理想的な休息がとれる。

ホリデー・ナップをとるときの姿勢は、ここまで紹介した4つの仮眠とは違い、横になってもよい。ただ、90分以上寝てしまわないように、アラームをしっかりとセットしておこう。

また、睡眠時間の合計が90分以内であれば、ホリデー・ナップは何度とってもよい。朝、一度起きてから、15時までの間に、10～15分ずつこまめにとるのも決して間違いではない。

朝からダラダラ寝続けるより、覚悟を決めて一度起きてしまい、足りない睡眠はホリデー・ナップで補おう。

そのほうが、体も回復するし、充実した休日を過ごすことができるはずだ。

仮眠で大切なのは「リラックスしている」という自己暗示

↓全身の力を抜くには?

日中の仮眠は、神経が高ぶっていることが多く、仮眠をとろうと思ってもなかなか寝つけないことが多いかもしれない。

しかし、仮眠はあくまでも「仮の睡眠」。熟睡する必要はない。ウトウトするくらいで十分だ。

大切なのは、「力が抜けてすごく楽な状態だ。今とてもリラックスしている。そして回復している」と自分に暗示をかけることである。

まず、全身の力を抜こう。

ゆっくりと目を閉じ、全身の力を抜く。首まわりの筋肉や顔の筋肉に力は入っていないだろうか。もしも額にしわが寄っているようなら、それは力んでいる証拠だ。もっと力を抜こう。

力を抜くには、一度、全身に思いっきり力を入れて、その後、一気に力を抜くとよい。ただただ「力を抜こう」と思うと、かえって力んでしまう。一度、限界まで力を入れてから、ふっと力を抜くのがコツだ。

↓ 仮眠がとりやすくなる呼吸のコツ

仮眠をとる際は、「呼吸」も大切だ。

呼吸は、息を吸う時間と吐く時間の配分にこだわらず、できる限りゆっくりと息を吸い、吐くときにはできる限り体の力を抜く。これを繰り返す。

そして、「今、自分の気持ちはとても落ち着いている」と心の中で自分に言い聞かせるのがコツである。先ほど伝えたように、とにかく**「リラックスしている」という自己暗示**が、仮眠をとるうえではとても大切だ。

さらに、ポジティブなメッセージを、自分の潜在意識に浴びせることも重要だ。

「仮眠から目覚めたら、自分はパワーアップしているんだ」

「この仮眠で質の高い充電ができている」

「なんだか、ものすごく回復してきたぞ」

このようなメッセージを心の中でつぶやこう。そうすれば、仮眠の効果を最大限に得ることができる。

もっと脳が目覚める仮眠「プラスα」の技術

↓ガムを噛むと、目が覚める理由

前述した通り、仮眠の基本は、「15時までに20分」である。

しかし日本では、まだ仮眠をとる文化が根づいていない。そのため、20分もの仮眠をとるのが難しい人もいるだろう。

10分以内の仮眠についても効果は十分にあるが、それだけだと、どうしても眠気が出てしまうときがある。

そこでここでは、基本の仮眠をとれない人が、それを補う方法を紹介したい。

その方法は、**セロトニン神経を活性化させる**ことだ。

セロトニン神経は、脳にある覚醒系の神経のひとつ。この神経が元気になると、頭がすっきりして目が覚める。

脳内では、神経と神経の連絡に化学物質が使われている。これを「神経伝達物質」といい、人間には約100種類の神経伝達物質がある。

このうちのひとつが「セロトニン」で、セロトニンを利用して情報を伝達する神経を「セロトニン神経」という。

セロトニン神経は、大脳皮質を目覚めさせたり、自律神経をコントロールしたりして、意識を覚醒させる働きがある。

セロトニンを増やして脳を覚醒させるには、太陽の光を浴びたり、リズム運動をしたり、仲のいい人と話したりすることが有効だ。

リズム運動とは、散歩や体操などのリズムのある運動のこと。ゴルフやバットの素振りのマネをしたり、ガムを噛むだけでもリズム運動となる。

↓午後の「おやつ」がパフォーマンスを変える

午後の眠気対策には「おやつ」も有効だ。

ご存じの通り、脳はブドウ糖からしかエネルギーを得られない。**脳を元気にするにはブドウ糖が必要**なのだ。

長時間の仮眠は難しくても、おやつ休憩程度ならとれる人も多いだろう。できればおやつ休憩は、仲のいい人と一緒にとるようにしたい。親しい人と話すと脳が活性化され、眠気も吹き飛びやすいからだ。

また、5分ほど外へ散歩に出てみるのもよい。太陽の光は、眠気を吹き飛ばす強力な味方だ。外に出るのが難しい場合は、窓際に移動して光を浴び、外をボーッと眺めるだけでも効果がある。

一瞬で眠気を吹き飛ばす「7つ」のツボ

↓いつでもどこでも実践できるツボ押し

飲み会の翌日など、仮眠だけではどうしても眠気がとれない日もあるだろう。

そんなときに、デスクや電車内で気軽にできる眠気覚ましの「ツボ押し」も紹介しておこう。

単純ながら効果は絶大だ。退屈な会議中にも使える便利な眠気覚まし法である。

ここでは、7つのツボを紹介する。

自分のお気に入りのツボを見つけて、必要に応じて実践してほしい。

一瞬で眠気を吹き飛ばす「7つ」のツボ

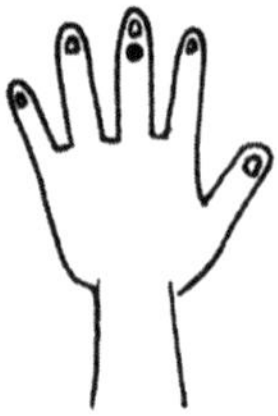

中衝《ちゅうしょう》

眠気覚ましに直接的に効果のあるツボ。大きく深呼吸しながら、反対側の手の親指と人差し指で挟み込んで強く揉む。左右の指を交互に、3回ずつほど揉むとよい

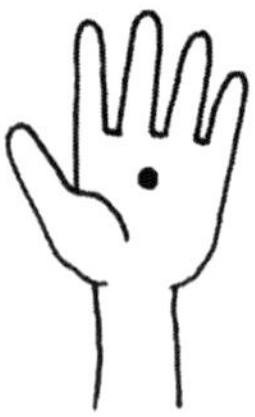

労宮《ろうきゅう》

上半身の血行をよくするツボ。体がポカポカしてきて眠気が覚める。手を握ったときに、中指の先が当たったところが労宮である。ボールペンなどの細くて硬いもので強く押すとよい。肩までズーンと響くはず

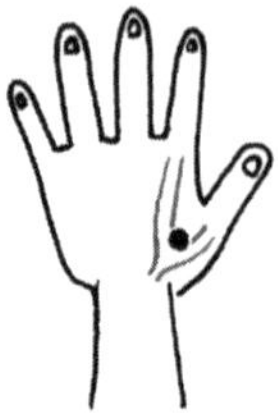

合谷《ごうこく》

全身の血行をよくするツボ。こちらも体がポカポカして、眠気が和らぐ。手を広げたときに、親指と人差し指の骨が合流したところの、少しだけ指先側にある。手の甲を、反対側の手でつかむように持ち、持った側の手の親指を合谷のツボに当てて、爪を立てて人差し指の方向に徐々に力を入れながら押そう。軽い頭痛やめまい、胃腸の不調にも効くお得なツボだ

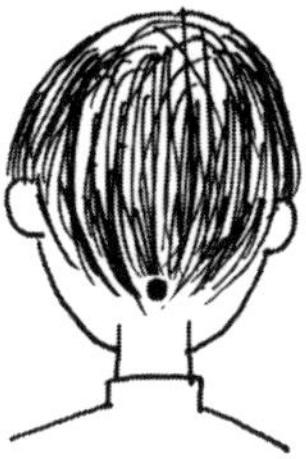

風府《ふうふ》

緊張をほぐす効果のあるツボ。後頭部の中心の、髪の毛の生え際から少し上にある。後頭部全体を両手で包むように持ち、左右の親指で交互に押そう

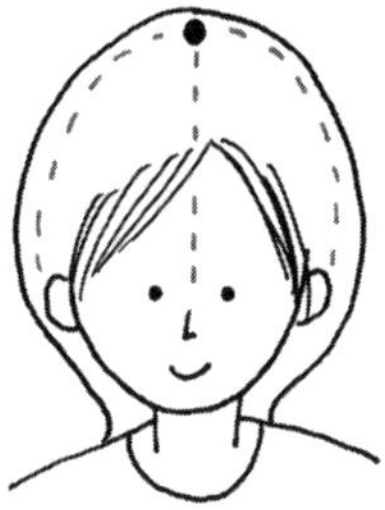

百会《ひゃくえ》

全身の自律神経を調整するツボ。頭頂部にある。左耳と右耳を結ぶ線と、眉間と後頭部を結ぶ線の交差する一点をぐりぐりと押そう。自律神経が活発になり、元気がわいてくる

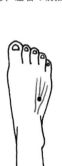

足臨泣《あしりんきゅう》

目が覚める足のツボ。右足の、小指と薬指の骨が合流するところにある。押すととても痛いツボだが、そのぶん目が覚める

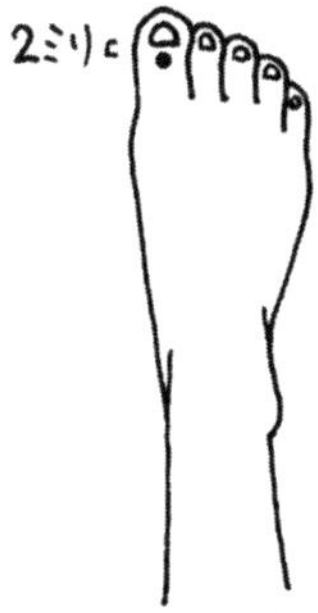

隠白《いんぱく》

頭痛や肩こりに効くツボ。頭をすっきりさせる効果もある。足の親指の、爪の生え際から約２ミリ下にある。手の親指をツボに当て、足の親指全体を手で包み込んで揉もう

STEP 3 のまとめ

5つの仮眠とその効果

- ロ ナノ・ナップ（一瞬〜数秒の仮眠）
  視界を遮断し、脳を休める
- ロ マイクロ・ナップ（1分ほどの仮眠）
  眠気とともに、細かな注意力も回復
- ロ ミニ・ナップ（10分ほどの仮眠）
  眠気、疲れの解消だけでなく、論理的思考力も上がる
- ロ パワー・ナップ（20分の仮眠）
  眠気、判断力、仕事の能率など、
  すべてが見違える理想の仮眠
- ロ ホリデー・ナップ（90分の休日の仮眠）
  平日の睡眠負債を返済できる

仮眠プラスαの「覚醒」の技術

- ロ ガムを噛むなどのリズム運動で、
  セロトニン神経を活性化する
- ロ おやつを食べる
- ロ 眠気覚ましに効果的な7つのツボ押しを行う

STEP

4

２か月で
「朝５時起き」を習慣にする

たった2か月で、あなたも朝5時起きのショートスリーパーに

↓体は〝いつもの時間〟を覚えている

ここまでの技術を取り入れることで、あなたは5時間前後でも脳と体が満足する睡眠を手にしている。

ではさっそく、「睡眠時間を5時間にして、朝5時起きを実践しよう！」といきたいところだが、ちょっと待ってほしい。

あなたが最高の睡眠の質を手に入れていたとしても、現状の睡眠時間を急に短くするのは危険だ。運動前に、ランニングなどで体を慣らすように、睡眠時間の削減も徐々に体を慣らしていく必要がある。

なぜなら、体は急な睡眠時間の変化に、すぐに対応できないからだ。

あなたも「明日の朝が早いから」という理由で、いつもより2時間くらい早く床についた経験があるだろう。しかし、眠れない。

これは、生理学的に理由がはっきりしていて、**いつも眠るタイミングより2時間くらい前は、まだ体が眠る準備を整えていない**からだ。

あなたの体内時計は、いつもの睡眠時間を覚えているのである。

↓あなたのベースとなる睡眠時間を把握しよう

このように、睡眠時間の削減にもルールがある。そこでここでは、正しい睡眠時間の削り方を紹介しよう。

まず、本章で削る「睡眠時間」の定義について触れておきたい。

このステップで削る睡眠時間は、**「ふとんに入ってから、ふとんを出るまで」**の時間とする。

つまり、睡眠に費やしている時間だ。

実際に眠っている時間に加え、ふとんに入ってから眠りにつくまでと、目覚めてからふとんを出るまでの時間を合わせた時間である。

こうする理由は、実際に眠りにつくまでの時間には、日によって多少なりとも差があるからだ。「ふとんに入ってから出るまで」とすれば、あなたも管理しやすいだろう。

そこで、時間を削る事前準備として、**現状、自分が毎日どれくらいふとんの中にいるか、平均的な時間を把握してほしい。**

毎日決まった時間に床について、決まった時間に起きている人はそのまま実践に移れるが、それがバラバラという人は、平均どれくらいの時間を睡眠に費やしているかを1週間ほど記録して確認するとよい。

平均睡眠時間を把握できたなら、就寝時間を決めてしまう。

就寝時間を固定する理由は、先ほども伝えたように、体がいつも眠る時間を覚えているからだ。

毎日同じ時間に床につくことで、スムーズに入眠できる。

↓睡眠時間削減で守るべき、たったひとつのルール

平均睡眠時間を知り、就寝時間の設定ができれば、いよいよ実際に睡眠時間を削っていくことになる。

7時間睡眠の人で、寝る時間を0時に固定したなら、7時起床をベースに徐々に時間を縮めていく。

ただし、睡眠時間はやみくもに削ることはできない。**睡眠時間を削るにも守るべきルールがある。**

ルールといっても決して難しいことではない。

大切なことは、たったひとつ。**時間を削るペースを守る**ことだ。

睡眠時間を削るというと、急に明日から1時間くらい早く起きようとする人がいる。でもそれはNGだ。

睡眠時間の削減は、**「15分／週」**のペースで、1か月に1時間が限度だ。人間の体は、急な変化に対処できない。徐々にその睡眠時間に体を慣らしていく必要がある。

たとえば、設定した起床時間が朝7時なら、最初の1週間は毎日6時45分に起きる。

さらに翌週は、毎日6時30分に起きる……。
このようにして、週15分単位で短い睡眠時間に徐々に体を慣らしていく。
無理なく、体を慣らしていくには、これくらいのペースで進めるのが限界なのだ。

このペースで進めれば、あなたの平均睡眠時間が7時間なら、2か月で朝5時起きのショートスリーパーになれる。
「人生が変わる」ことを考えれば、2か月の投資は、決して長くはない。

7時間睡眠の人の睡眠時間削減スケジュール

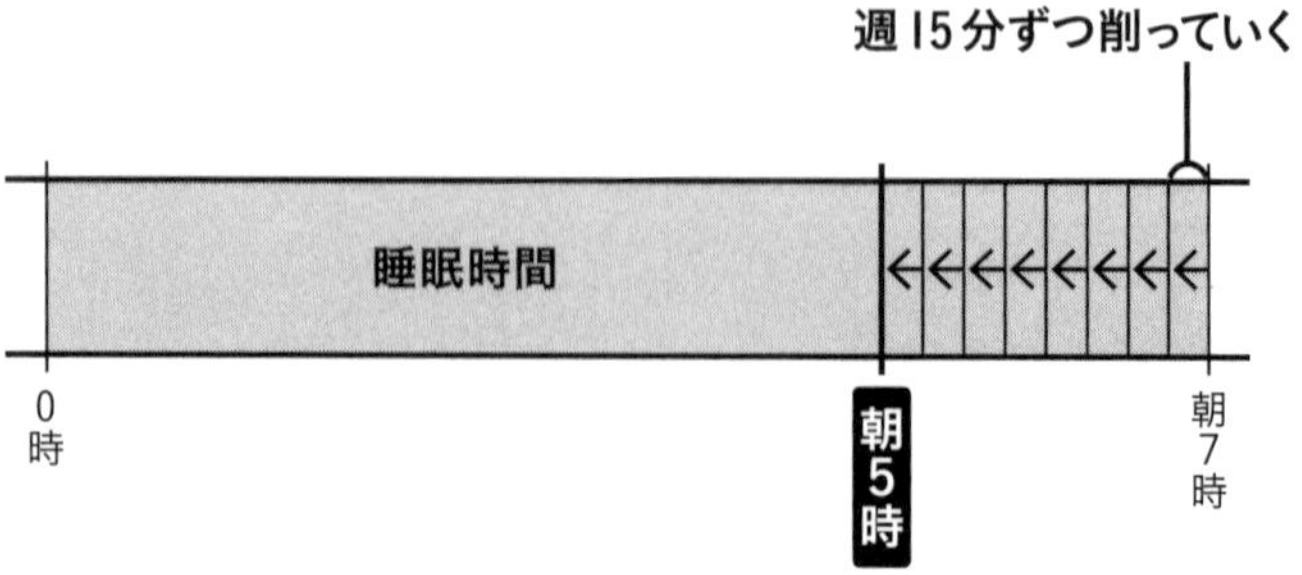

無理なく削れているかを「起床チェックシート」でモニタリングする

↓睡眠不足かどうかは簡単にわかる

実践中は、「目覚めの現状」をモニタリングしよう。どのような「目覚め方」をしているのかを、毎日チェックするのである。

チェックといっても、難しいものではない。177ページの「起床チェックシート」の合計点を、起きたときに簡単にメモしておくだけで十分だ。

ここから毎日、目覚めの気分を確認する。スッキリ晴れやかな気分で目覚めたのか、それともまだまだ眠っていたいと感じたのか。

実践1日目は、まだ眠っていたいと感じるのは当然だが、それが1週間も続く場合は、もう少し時間をかけて体を慣らしていく必要がある。とくに、シートの合計点が4点以下の日が多いときは、無理をしていると考えてほしい。

睡眠時間が無理なく削れているかどうかのチェックポイントは、日中にもある。

睡眠時間が十分に足りている場合も、午後2~4時には眠気の波が来る。これは体内時計にもとづいた自然な現象だ。

しかし、日中、このほかの時間帯に眠気が来るようなら、それは睡眠不足のサイン。体がまだ睡眠時間の削減に対応していないのだ。

このように、**寝起き、日中ともに、眠気を感じる状況が1週間続くようであれば、いったん睡眠時間を見直そう。**

睡眠時間を15分増やして計画を一歩後退させ、5分ずつ小刻みに削っていくように計画を立て直す。

焦らなくていい。体内時計の変化に個人差はあれど、確実にショートスリーパーにはなれる。歩みはゆっくりでもよい。

起床チェックシート

体の感じ	
とてもだるい／眠い	1点
少しだるい／眠い	2点
普通	3点
すっきり	4点
気持ちの具合	
とても落ち込んでいる	1点
少し落ち込んでいる	2点
普通	3点
晴れやか	4点
目覚め方	
アラームを使ってもなかなか目覚めなかった	1点
アラームですぐ目覚めた	2点
アラームなしで目覚められた	3点
アラームのかなり前から目覚めていた	4点
合計点数	**点**

1週間のうち、ほとんどが
合計4点以下の場合は計画を見直そう

失敗は週2回までOK！
連続失敗はNG

↓体内時計を狂わせない「週2日の猶予」

なお、どうしても実践できない日も出てくるだろう。

「設定していた就寝時間を過ぎて、ふとんに入ってしまった……」

「つい、寝坊してしまった……」

私たちは機械ではないので、そんな日があるのも当然だ。

しかし、これまでの努力は水の泡にならない。

1週間のうち、1〜2日の「失敗」の猶予はある。だから、失敗した日があっても諦めずに取り組み続けることが重要だ。

ただし、2日連続はダメだ。2日連続で寝坊したり、遅く寝てしまうと体内時計が狂ってしまう。定着するまでは、**「失敗は週2回まで、ただし連続の失敗はNG」**と心得よう。

この2日間の猶予を使えば、学生や会社勤めの人なら、平日に本書のメソッドを実行し、休日のどちらか一方はのんびり休むという方針でもよい。

ただし休日でも、起床時間を遅らせるのは2時間以内にして、日中の眠気はSTEP3で紹介した仮眠「ホリデー・ナップ」で補うのがベストだ。

また、うまく睡眠時間を削減することができ、短時間睡眠が定着しても、急に睡眠時間をずらすのはやめたほうがよい。

たとえば、「午前2〜7時」の範囲で5時間睡眠が定着している場合、睡眠中に行われる体内の活動も、すべてその時間帯をベースに定着しているということである。

これをいきなりズラして「午前0〜5時」などとすると、体内時計の調整が追いつかない。体温の高い時間帯にふとんに入ることによって寝つきにくくなったり、体内のホルモン調整がうまくいかず、睡眠の質が極端に下がることもある。

時間をズラすときも、徐々に体を慣れさせることが大切だ。週に15〜20分ずつ、少しずつズラしていこう。

「脳科学」「心理学」の両面から、睡眠削減をマネジメントする

↓必ず決めたい「睡眠時間を削る目的」

「睡眠時間の削り方もわかったことだし、いよいよ実践だ」と思うところだが、もう少し我慢してほしい。

このまま実践に移っても、きっとあなたは挫折することになる。

なぜなら、ショートスリーパーになるということは、あなたの「体質」を変えるということだからだ。

体質を変えるには、日々の習慣を変えなければならない。習慣を変えるのは、並大抵のことではない。何かを始める、やめようと思って挫折した経験は誰しもがあるだろう。

習慣を変えるには、それなりのプログラムが必要だ。

何よりまずやってほしいことは、**「目的」を定める**ことだ。「何のために睡眠時間を短くするのか」を明確に定めることから始める。**「睡眠を削って得た時間で、何をしたいのか」**を決めるのだ。

「短い睡眠時間をキープすること」が目的では続かない。「明日から5時間睡眠を目指そう」と思い立っただけでは、人間は実行することができないのだ。

それはなぜか。**人間には心があるからだ。ロボットのようにプログラムだけでは動かない。**

いつも7時間眠っていた人が、睡眠時間を5時間に削ろうとすれば、つらくなるのは当然。つらいからもっと寝ていたい。こんなにつらいのに無理をして起きても、やることはとくにない。起きる義務もない。誰も見ていない——。

すると人間は、「睡眠時間を縮める」という自分との約束を反故《ほご》にしてしまうのだ。

↓ワクワクしなければ続かない

だからこそ、睡眠時間を削る目的を明確にしなければならない。

しかし、それも適当に決めてはいけない。

では、どう目的を決めていくか。そのために有効なのは、私が普段、睡眠指導を行う際に取り入れている「睡眠コーチング」の手法だ。「脳科学」と「心理学」の両面から睡眠を分析し、無理なく効率的に睡眠を短縮するためのガイドとなるノウハウである。

私が指導するうえで口酸っぱく言うのは、**「動機づけ」をハッキリさせなさい**、ということ。人間は、「動機づけ」がないと動けない。

動機づけは「楽しさ」「興味」「満足」という3要素から生まれる。要は、ワクワクするかどうかだ。

あなたは、睡眠時間を2時間削って何をしたいのか。まずはそれを明確にしてほしい。

たとえば、映画好きな人なら、映画を観るのはどうだろう。2時間あれば、映画を1本観ることもできる。毎朝、映画を1本観てから会社に行けば、年間200本以上は映画を観られる。

その感想を毎日ブログにアップすれば、毎朝映画を観ているあなたに興味を持つ読者が現れるかもしれない。そしてそのブログを見て、映画の仕事が舞い込むかもしれない。趣味をきっかけに、夢はどこまでも膨らむ。

もちろん、趣味に使わなければいけないわけでもない。削った睡眠時間の使い方は自由だ。仕事でのステップアップを見据えて語学や資格の勉強をしてもいいし、いつもより早く出社することで退社時間を早め、夜の時間を家族と過ごすのもいいだろう。

あなたが、ワクワクできればできるほど、早起きが実現する可能性は高まる。

さて、あなたの早起きの目的は何だろうか？

↓三日坊主を防ぐ寝起きの行動

目的が決まれば、あなたは前向きに早起きに取り組むことができる。

しかし、前述の通り、睡眠時間は一気に削ることはできない。

一定期間の実践を通して、ある程度の睡眠時間が削減されるまで、あなたは、ただ早起きを繰り返すことになるだろう。

しかしそれでは、いくらワクワクする目的を決めたところで、三日坊主になるのは目に見えている。

そうならないために、**起きてすぐにやること（15～30分早起きをしてやりたいこと）を**

しっかり設定することが大切だ。

いつもより15～30分の時間があれば、あなたは何をしたいだろうか。

たとえば、大好きなコーヒーを買っておいて、新聞を読みながら、ゆっくりと優雅にそれを飲む。あるいは、朝食を充実させてゆっくりと食べる――。

それだけで、起きる気力がわいてくる。

このときも、ワクワクする動機を考えることを忘れてはいけない。あなたがワクワクする寝起きの行動もしっかりと考えておこう。

「早起きゲーム」で、もっと楽しく、確実に睡眠時間を削減！

↓ゲーム感覚で、課題とご褒美を設定する

より確実に削減を進めていくためには、「ゲーム感覚」で睡眠時間を削減していくこともオススメだ。

先ほど述べた動機づけの「楽しさ」という側面からの効果的な方法である。1週目、2週目、3週目……と早起きにつながる課題を設定していく。

たとえば、次のようなものがいいだろう。

- 1週目「目覚めてすぐにカーテンを開けて、歯を磨く」

• 2週目「近くのコンビニに朝食を買いに行く」
• 3週目「新聞を買い、朝食時に読む」……

このように週ごとの課題を設定し、それを毎日こなしていく。課題は、自分が朝の時間を使って今後やりたいことに直結するものだと、さらによい。

もちろんゲームなので、**課題をクリアした際のご褒美も忘れないようにしたい。**

1週目をクリアできれば「大好きなスイーツを食べられる」、2週目をクリアすれば「2000円までの好きなものをひとつ買える」……など、週ごとに達成のご褒美を用意しておくといいだろう。

このとき、カレンダーなどに印をつけて毎日の進捗状況を見える化したり、家族や友人に協力してもらい、進捗度合を報告・管理してもらったりすると、よりモチベーションを上げることができる。

このように楽しみながら睡眠時間を削ってしまえば、2か月後には、あなたは朝の増えた2時間を自由に使えるようになる。

そのとき、あなたの一日、そして人生は大きく変わっているはずだ。

ゲーム感覚で睡眠時間削減を楽しむ

「今後、朝の時間を使ってやりたいこと」につながる
課題を設定していこう

	課題	ご褒美	
1週目	目覚めてすぐにカーテンを開けて、歯を磨く	大好きな○○店のスイーツ	-15分
2週目	近くのコンビニに朝食を買いに行く	2000円までの好きなものを買える	-30分
3週目	新聞を買い、朝食時に読む	週末にマッサージ	-45分
4週目	週2回以上、20分のランニングをする	5000円までの好きなものを買える	-60分
5週目	週4回以上、20分のランニングをする	週末にエステ	-75分
6週目	週3回、近くの喫茶店でモーニングを食べる	7000円までの好きなものを買える	-90分
7週目	資格試験の勉強を毎日30分やる	連休に温泉旅行	-105分
8週目	資格試験の勉強を毎日1時間やる	1万円までの好きなものを買える	-120分

GOAL!

STEP 4 のまとめ

朝5時起きを実現する睡眠時間の削り方

※本書で削る睡眠時間＝「ふとんに入ってから、出るまでの時間」

- □ 事前準備①
  睡眠時間を削る目的をハッキリさせる
  (ワクワクするもの)
- □ 事前準備②
  寝起きの行動を決める
  (ex.新聞を読みながら大好きなコーヒーを飲む)
- □ 睡眠時間の削り方
  1. 平均睡眠時間を把握する
  2. ふとんに入る時間を固定する
  3. 週に15分ずつ、睡眠時間を減らしていく
  4. 寝起きの気分、日中の眠気をモニタリングし、必要があれば睡眠時間を調整する
- □ 睡眠削減を続けるコツ
  ・ゲーム感覚で課題とご褒美を設定する

おわりに

「一人でも多くの人の睡眠に関する悩みを解決し、幸せな人生を送る手助けをする」

これが私のミッションである。この思いで日々、患者さんに向き合い、日本全国で講演をし、執筆活動にも力を入れている。

日本人は勤勉だ。よく働く。遊びや休息を後回しにしても働く。

冗談めかして「1日が24時間ではとても足りないよ」と言う人は私の周りでも多いが、それは半分以上「冗談」ではないように感じる。その証拠に、日本人の睡眠時間は年々、短くなってきている。

仕事に猛進するあまり、眠る時間になっても神経が高ぶったままで鎮まらず、「疲れているはずなのになかなか眠れない」という患者さんも増えている。

そのようななかで、本書を執筆するタイミングが訪れた。

ふつうの医師の立場ならば、「仕事を減らして、睡眠時間を増やしましょう」と提案するのだろう。

しかし私は、「一人でも多くの人の睡眠に関する悩みを解決し、幸せな人生を送る手助けをする」ことをミッションとする医師である。

「仕事を減らして、睡眠時間を増やす」ことが、必ずしもその人の幸せな人生につながらないのであれば、その提案は意味をなさない。

そこで本書によって、新しい提案をさせていただいた。

「最低限の睡眠時間で、最大限に疲れをとり、余裕のある日々を過ごす」

本書の「5時間快眠法」と「朝5時起き」のメソッドだ。

時代の変化とともに、人々が睡眠に求めるものも変わってきている。それに応えるのが医師としての矜持である。

本書はこのような思いで執筆してきた。

冒頭にも述べたが、「5時間快眠」が定着し、「朝5時起き」が習慣になれば、あなたの人生に自由な時間が増え、その中身も濃くなる。
本書によって、あなたが幸せな人生を送ることができたら、これ以上の喜びはない。

２０１６年11月

著者

●主な参考文献

・櫻井武『睡眠の科学　——なぜ眠るのか　なぜ目覚めるのか』講談社、２０１０年
・古賀良彦『睡眠と脳の科学』祥伝社、２０１４年
・山田朱織『枕を変えると健康になる！　——手づくり枕で頭痛・肩こり・不眠は治る』あさ出版、２０１４年

［著者］
坪田 聡（つぼた・さとる）
日本睡眠学会所属医師、医学博士。雨晴クリニック（富山県）副院長。睡眠専門医として、20年以上現場に立ち続ける。日本睡眠学会の他、日本スポーツ精神医学会、日本医師会、日本コーチ協会にも所属。ヘルスケア・コーチング研究会代表世話人も務める。
1963年生まれ。石川県在住。日本を睡眠先進国にするため、睡眠の質を向上させるための指導や普及に努める。2006年に生涯学習開発財団認定コーチの資格を取得し、「睡眠コーチング」を創始。2007年から生活総合情報サイト「All About」の睡眠ガイドとして、インターネット上で睡眠に関する情報を発信中。『脳も体も冴えわたる 1分仮眠法』（すばる舎）、『快眠★目覚めスッキリの習慣』（KADOKAWA）、『能力が5倍アップする睡眠法』（宝島社）、『専門医が教える毎日ぐっすり眠れる５つの習慣』（三笠書房）など著書多数。

朝５時起きが習慣になる「５時間快眠法」
——睡眠専門医が教えるショートスリーパー入門

2016年12月８日　第１刷発行

著　者——坪田 聡
発行所——ダイヤモンド社
〒150-8409　東京都渋谷区神宮前6-12-17
http://www.diamond.co.jp/
電話／03･5778･7236（編集）　03･5778･7240（販売）
装丁————華本達哉（aozora.tv）
本文デザイン—吉村朋子
イラスト——ミツミマリ（カバー・表紙）、村山宇希（本文）
製作進行——ダイヤモンド・グラフィック社
校正————鷗来堂
印刷————堀内印刷所（本文）・加藤文明社（カバー）
製本————加藤製本
編集協力——前田浩弥
編集担当——畑下裕貴

ISBN 978-4-478-10132-2